U0335272

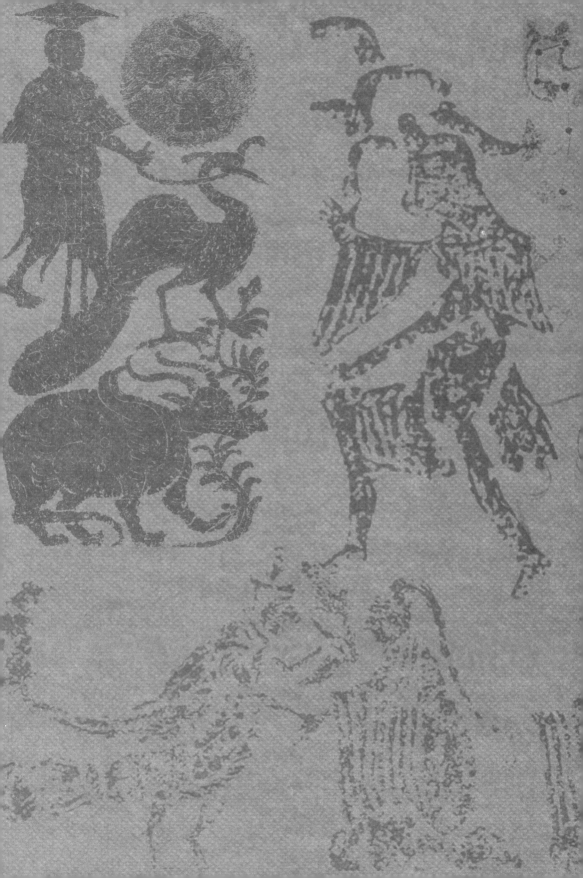

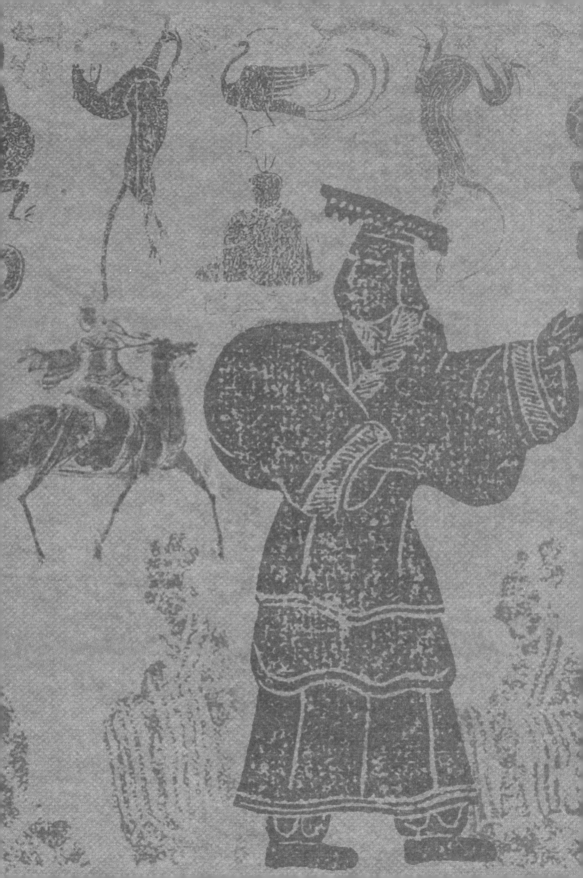

中国古医籍整理丛书

医 悟

清·马冠群 撰

杨成虎 乔文彪 王 凌

张 唯 马振华 赵仁龙 校注

中国中医药出版社

·北 京·

图书在版编目（CIP）数据

医悟/（清）马冠群撰；杨成虎等校注 . —北京：中国中医药
出版社，2016.11
（中国古医籍整理丛书）
ISBN 978 - 7 - 5132 - 3583 - 9

Ⅰ. ①医… Ⅱ. ①马… ②杨… Ⅲ. ①中国医药学 – 中国 –
清代 Ⅳ. ①R2 – 52

中国版本图书馆 CIP 数据核字（2016）第 197094 号

中 国 中 医 药 出 版 社 出 版
北京市朝阳区北三环东路 28 号易亨大厦 16 层
邮政编码 100013
传真 010 64405750
保定市中画美凯印刷有限公司印刷
各地新华书店经销

*

开本 710 × 1000 1/16 印张 18 字数 146 千字
2016 年 11 月第 1 版 2016 年 11 月第 1 次印刷
书 号 ISBN 978 - 7 - 5132 - 3583 - 9

*

定价 55.00 元
网址 www.cptcm.com

国家中医药管理局
中医药古籍保护与利用能力建设项目
组织工作委员会

主 任 委 员 王国强

副 主 任 委 员 王志勇　李大宁

执 行 主 任 委 员 曹洪欣　苏钢强　王国辰　欧阳兵

执行副主任委员 李　昱　武　东　李秀明　张成博

委　　　　员

各省市项目组分管领导和主要专家

（山东省）武继彪　欧阳兵　张成博　贾青顺

（江苏省）吴勉华　周仲瑛　段金廒　胡　烈

（上海市）张怀琼　季　光　严世芸　段逸山

（福建省）阮诗玮　陈立典　李灿东　纪立金

（浙江省）徐伟伟　范永升　柴可群　盛增秀

（陕西省）黄立勋　呼　燕　魏少阳　苏荣彪

（河南省）夏祖昌　刘文第　韩新峰　许敬生

（辽宁省）杨关林　康廷国　石　岩　李德新

（四川省）杨殿兴　梁繁荣　余曙光　张　毅

各项目组负责人

王振国（山东省）　王旭东（江苏省）　张如青（上海市）

李灿东（福建省）　陈勇毅（浙江省）　焦振廉（陕西省）

蔡永敏（河南省）　鞠宝兆（辽宁省）　和中浚（四川省）

项目专家组

顾　问　马继兴　张灿玾　李经纬

组　长　余瀛鳌

成　员　李致忠　钱超尘　段逸山　严世芸　鲁兆麟
　　　　郑金生　林端宜　欧阳兵　高文柱　柳长华
　　　　王振国　王旭东　崔　蒙　严季澜　黄龙祥
　　　　陈勇毅　张志清

项目办公室（组织工作委员会办公室）

主　任　王振国　王思成

副主任　王振宇　刘群峰　陈榕虎　杨振宁　朱毓梅
　　　　刘更生　华中健

成　员　陈丽娜　邱　岳　王　庆　王　鹏　王春燕
　　　　郭瑞华　宋咏梅　周　扬　范　磊　张永泰
　　　　罗海鹰　王　爽　王　捷　贺晓路　熊智波

秘　书　张丰聪

前　言

　　中医药古籍是传承中华优秀文化的重要载体，也是中医学传承数千年的知识宝库，凝聚着中华民族特有的精神价值、思维方法、生命理论和医疗经验，不仅对于传承中医学术具有重要的历史价值，更是现代中医药科技创新和学术进步的源头和根基。保护和利用好中医药古籍，是弘扬中国优秀传统文化、传承中医学术的必由之路，事关中医药事业发展全局。

　　1949 年以来，在政府的大力支持和推动下，开展了系统的中医药古籍整理研究。1958 年，国务院科学规划委员会古籍整理出版规划小组在北京成立，负责指导全国的古籍整理出版工作。1982 年，国务院古籍整理出版规划小组召开全国古籍整理出版规划会议，制定了《古籍整理出版规划（1982—1990）》，卫生部先后下达了两批 200 余种中医古籍整理任务，掀起了中医古籍整理研究的新高潮，对中医文化与学术的弘扬、传承和发展，发挥了极其重要的作用，产生了不可估量的深远影响。

　　2007 年《国务院办公厅关于进一步加强古籍保护工作的意见》明确提出进一步加强古籍整理、出版和研究利用，以及

"保护为主、抢救第一、合理利用、加强管理"的方针。2009年《国务院关于扶持和促进中医药事业发展的若干意见》指出，要"开展中医药古籍普查登记，建立综合信息数据库和珍贵古籍名录，加强整理、出版、研究和利用"。《中医药创新发展规划纲要（2006—2020)》强调继承与创新并重，推动中医药传承与创新发展。

2003~2010年，国家财政多次立项支持中国中医科学院开展针对性中医药古籍抢救保护工作，在中国中医科学院图书馆设立全国唯一的行业古籍保护中心，影印抢救濒危珍本、孤本中医古籍1640余种；整理发布《中国中医古籍总目》；遴选351种孤本收入《中医古籍孤本大全》影印出版；开展了海外中医古籍目录调研和孤本回归工作，收集了11个国家和2个地区137个图书馆的240余种书目，基本摸清流失海外的中医古籍现状，确定国内失传的中医药古籍共有220种，复制出版海外所藏中医药古籍133种。2010年，国家财政部、国家中医药管理局设立"中医药古籍保护与利用能力建设项目"，资助整理400余种中医药古籍，并着眼于加强中医药古籍保护和研究机构建设，培养中医古籍整理研究的后备人才，全面提高中医药古籍保护与利用能力。

在此，国家中医药管理局成立了中医药古籍保护和利用专家组和项目办公室，专家组负责项目指导、咨询、质量把关，项目办公室负责实施过程的统筹协调。专家组成员对古籍整理研究具有丰富的经验，有的专家从事古籍整理研究长达70余年，深知中医药古籍整理研究的重要性、艰巨性与复杂性，履行职责认真务实。专家组从书目确定、版本选择、点校、注释等各方面，为项目实施提供了强有力的专业指导。老一辈专家的学术水平和智慧，是项目成功的重要保证。项目承担单位山东中医药大学、南京中医药大学、上海中医药大学、福建中医药大学、浙江省中医药研究院、陕西省中医药研究院、河南省中医药研究院、辽宁中医药大学、成都中医药大学及所在省市中医药管理部门精心组织，充分发挥区域间互补协作的优势，并得到承担项目出版工作的中国中医药出版社大力配合，全面推进中医药古籍保护与利用网络体系的构建和人才队伍建设，使一批有志于中医学术传承与古籍整理工作的人才凝聚在一起，研究队伍日益壮大，研究水平不断提高。

本着"抢救、保护、发掘、利用"的理念，该项目重点选择近60年未曾出版的重要古医籍，综合考虑所选古籍的保护价值、学术价值和实用价值。400余种中医药古籍涵盖了医经、基础理论、诊法、伤寒金匮、温病、本草、方书、内科、外科、女科、儿科、伤科、眼科、咽喉口齿、针灸推拿、养生、医案医话医论、医史、临证综合等门类，跨越唐、宋、金元、明以迄清末。全部古籍均按照项目办公室组织完成的行业标准《中医古籍整理规范》及《中医药古籍整理细则》进行整理校注，绝大多数中医药古籍是第一次校注出版，一批孤本、稿本、抄本更是首次整理面世。对一些重要学术问题的研究成果，则集中收录于各书的"校注说明"或"校注后记"中。

"既出书又出人"是本项目追求的目标。近年来，中医药古籍整理工作形势严峻，老一辈逐渐退出，新一代普遍存在整理研究古籍的经验不足、专业思想不坚定等问题，使中医古籍整理面临人才流失严重、青黄不接的局面。通过本项目实施，搭建平台，完善机制，培养队伍，提升能力，经过近5年的建设，锻炼了一批优秀人才，老中青三代齐聚一堂，有效地稳定了研究队伍，为中医药古籍整理工作的开展和中医文化与学术的传承提供必备的知识和人才储备。

本项目的实施与《中国古医籍整理丛书》的出版，对于加强中医药古籍文献研究队伍建设、建立古籍研究平台，提高古籍整理水平均具有积极的推动作用，对弘扬我国优秀传统文化，推进中医药继承创新，进一步发挥中医药服务民众的养生保健与防病治病作用将产生深远影响。

第九届、第十届全国人大常委会副委员长许嘉璐先生，国家卫生计生委副主任、国家中医药管理局局长、中华中医药学会会长王国强先生，我国著名医史文献专家、中国中医科学院马继兴先生在百忙之中为丛书作序，我们深表敬意和感谢。

由于参与校注整理工作的人员较多，水平不一，诸多方面尚未臻完善，希望专家、读者不吝赐教。

国家中医药管理局中医药古籍保护与利用能力建设项目办公室

二〇一四年十二月

许 序

"中医"之名立，迄今不逾百年，所以冠以"中"字者，以别于"洋"与"西"也。慎思之，明辨之，斯名之出，无奈耳，或亦时人不甘泯没而特标其犹在之举也。

前此，祖传医术（今世方称为"学"）绵延数千载，救民无数；华夏屡遭时疫，皆仰之以度困厄。中华民族之未如印第安遭染殖民者所携疾病而族灭者，中医之功也。

医兴则国兴，国强则医强。百年运衰，岂但国土肢解，五千年文明亦不得全，非遭泯灭，即蒙冤扭曲。西方医学以其捷便速效，始则为传教之利器，继则以"科学"之冕畅行于中华。中医虽为内外所夹击，斥之为蒙昧，为伪医，然四亿同胞衣食不保，得获西医之益者甚寡，中医犹为人民之所赖。虽然，中国医学日益陵替，乃不可免，势使之然也。呜呼！覆巢之下安有完卵？

嗣后，国家新生，中医旋即得以重振，与西医并举，探寻结合之路。今也，中华诸多文化，自民俗、礼仪、工艺、戏曲、历史、文学，以至伦理、信仰，皆渐复起，中国医学之兴乃属必然。

迄今中医犹为国家医疗系统之辅，城市尤甚。何哉？盖一则西医赖声、光、电技术而于20世纪发展极速，中医则难见其进。二则国人惊羡西医之"立竿见影"，遂以为其事事胜于中医。然西医已自觉将入绝境：其若干医法正负效应相若，甚或负远逾于正；研究医理者，渐知人乃一整体，心、身非如中世纪所认定为二对立物，且人体亦非宇宙之中心，仅为其一小单位，与宇宙万象万物息息相关。认识至此，其已向中国医学之理念"靠拢"矣，虽彼未必知中国医学何如也。唯其不知中国医理何如，纯由其实践而有所悟，益以证中国之认识人体不为伪，亦不为玄虚。然国人知此趋向者，几人？

国医欲再现宋明清高峰，成国中主流医学，则一须继承，一须创新。继承则必深研原典，激清汰浊，复吸纳西医及我藏、蒙、维、回、苗、彝诸民族医术之精华；创新之道，在于今之科技，既用其器，亦参照其道，反思己之医理，审问之，笃行之，深化之，普及之，于普及中认知人体及环境古今之异，以建成当代国医理论。欲达于斯境，或需百年欤？予恐西医既已醒悟，若加力吸收中医精粹，促中医西医深度结合，形成21世纪之新医学，届时"制高点"将在何方？国人于此转折之机，能不忧虑而奋力乎？

予所谓深研之原典，非指一二习见之书、千古权威之作；就医界整体言之，所传所承自应为医籍之全部。盖后世名医所著，乃其秉诸前人所述，总结终生行医用药经验所得，自当已成今世、后世之要籍。

盛世修典，信然。盖典籍得修，方可言传言承。虽前此50余载已启医籍整理、出版之役，惜旋即中辍。阅20载再兴整理、出版之潮，世所罕见之要籍千余部陆续问世，洋洋大观。

今复有"中医药古籍保护与利用能力建设"之工程，集九省市专家，历经五载，董理出版自唐迄清医籍，都400余种，凡中医之基础医理、伤寒、温病及各科诊治、医案医话、推拿本草，俱涵盖之。

嘻！璐既知此，能不胜其悦乎？汇集刻印医籍，自古有之，然孰与今世之盛且精也！自今而后，中国医家及患者，得览斯典，当于前人益敬而畏之矣。中华民族之屡经灾难而益蕃，乃至未来之永续，端赖之也，自今以往岂可不后出转精乎？典籍既蜂出矣，余则有望于来者。

谨序。

第九届、十届全国人大常委会副委员长

许嘉璐

二〇一四年冬

王 序

　　中医学是中华民族在长期生产生活实践中，在与疾病作斗争中逐步形成并不断丰富发展的医学科学，是中国古代科学的瑰宝，为中华民族的繁衍昌盛作出了巨大贡献，对世界文明进步产生了积极影响。时至今日，中医学作为我国医学的特色和重要医药卫生资源，与西医学相互补充、相互促进、协调发展，共同担负着维护和促进人民健康的任务，已成为我国医药卫生事业的重要特征和显著优势。

　　中医药古籍在存世的中华古籍中占有相当重要的比重，不仅是中医学术传承数千年最为重要的知识载体，也是中医为中华民族繁衍昌盛发挥重要作用的历史见证。中医药典籍不仅承载着中医的学术经验，而且蕴含着中华民族优秀的思想文化，凝聚着中华民族的聪明智慧，是祖先留给我们的宝贵物质财富和精神财富。加强对中医药古籍的保护与利用，既是中医学发展的需要，也是传承中华文化的迫切要求，更是历史赋予我们的责任。

　　2010 年，国家中医药管理局启动了中医药古籍保护与利用能力建设项目。这既是传承中医药的重要工程，也是弘扬优秀民族文化的重要举措，不仅能够全面推进中医药的有效继承和创新发展，为维护人民健康做出贡献，也能够彰显中华民族的璀璨文化，为实现中华民族伟大复兴的中国梦作出贡献。

相信这项工作一定能造福当今，嘉惠后世，福泽绵长。

国家卫生和计划生育委员会副主任

国家中医药管理局局长

中华中医药学会会长

王国强

二〇一四年十二月

马 序

新中国成立以来，党和国家高度重视中医药事业发展，重视古籍的保护、整理和研究工作。自 1958 年始，国务院先后成立了三届古籍整理出版规划小组，分别由齐燕铭、李一氓、匡亚明担任组长，主持制订了《整理和出版古籍十年规划（1962—1972）》《古籍整理出版规划（1982—1990）》《中国古籍整理出版十年规划和"八五"计划（1991—2000）》等，而第三次规划中医药古籍整理即纳入其中。1982 年 9 月，卫生部下发《1982—1990 年中医古籍整理出版规划》，1983 年 1 月，中医古籍整理出版办公室正式成立，保证了中医古籍整理出版规划的实施。2002 年 2 月，《国家古籍整理出版"十五"（2001—2005）重点规划》经新闻出版署和全国古籍整理出版规划领导小组批准，颁布实施。其后，又陆续制定了国家古籍整理出版"十一五"和"十二五"重点规划。国家财政多次立项支持中国中医科学院开展针对性中医药古籍抢救保护工作，文化部在中国中医科学院图书馆专门设立全国唯一的行业古籍保护中心，国家先后投入中医药古籍保护专项经费超过 3000 万元，影印抢救濒危珍、善、孤本中医古籍 1640 余种，开展了海外中医古籍目录调研和孤本回归工作。2010 年，国家财政部、国家中医药管理局安排国家公共卫生专项资金，设立了"中医药古籍保护与利用能力建设项目"，这是继 1982～1986 年第一批、第二批重要中医药古籍整理之后的又一次大规模古籍整理工程，重点整理新中国成立后未曾出版的重要古籍，目标是形成并普及规范的通行本、传世本。

为保证项目的顺利实施，项目组特别成立了专家组，承担咨询和技术指导，以及古籍出版之前的审定工作。专家组中的许多成员虽逾古稀之年，但老骥伏枥，孜孜不倦，不仅对项目进行宏观指导和质量把关，更重要的是通过古籍整理，以老带新，言传身教，培养一批中医药古籍整理研究的后备人才，促进了中医药古籍保护和研究机构建设，全面提升了我国中医药古籍保护与利用能力。

作为项目组顾问之一，我深感中医药古籍保护、抢救与整理工作的重要性和紧迫性，也深知传承中医药古籍整理经验任重而道远。令人欣慰的是，在项目实施过程中，我看到了老中青三代的紧密衔接，看到了大家的坚持和努力，看到了年轻一代的成长。相信中医药古籍整理工作的将来会越来越好，中医药学的发展会越来越好。

欣喜之余，以是为序。

马继兴

二〇一四年十二月

校注说明

　　《医悟》，清代马冠群撰。马冠群，字良伯，江苏武进孟河人氏，晚清医家。为清代孟河名医马培之的后裔，承先世家传，习研医学，集临证和学习心得著《医悟》一书。初撰于1879～1880年，稿凡五六易，于清光绪十九年（1893）刊印。另著有《伤寒集注》《伤寒类编》各九卷。

　　《医悟》凡十二卷，为综合性医书。马氏结合个人行医经验，对《黄帝内经》《伤寒杂病论》《备急千金要方》《外台秘要》《惠民和剂局方》《圣济总录》《证治准绳》《张氏医通》等医书的精要之处进行了点评，指明了重点，并订正了其中谬误，为古圣昔贤曲宣其奥旨，为后来学者指示其迷津。

　　据《中国中医古籍总目》，《医悟》的传世版本有光绪十九年癸巳（1893）活字本和光绪二十三年丁酉（1897）寄庑活字本两种。本书校注整理，以清光绪十九年癸巳（1893）活字本为底本，以清光绪二十三年丁酉（1897）寄庑活字本为校本。以所引用的《黄帝内经》《伤寒杂病论》《备急千金要方》《外台秘要》《惠民和剂局方》《圣济总录》《证治准绳》《张氏医通》等著作为他校本，他校本均采用通行本。

　　1. 采用简体横排形式，并对原文加用标点。

　　2. 凡底本中繁体字、俗字、异体字，予以径改，不出注。底本中古字、通假字，原文不改，于初见处出注说明。难字、生僻字酌加注释。

　　3. 凡底本中有脱误衍倒之处，信而有征者，予以改正，并出校说明；无确切证据者，出校存疑。

4. 凡底本与校本文字有异，义皆可通者，原文不改，出注说明；而校本明显有误者，不再出校注。

5. 书中药物字形不规范者，除药物异名外，均以药物规范字律齐。

6. 原书卷前均有"孟河马冠群良伯甫述"字样，卷末有"江都汤秉钧校字，丹阳徐翼凤覆校，兰陵韩述甫刊印"字样，今一并删去。

7. 底本、校本目录层次较为混乱且不同，今将原著中各卷次分目录加以整理，集中于书前，以利检阅。

8. 原文中所涉及人名、地名、书名、药名及专业术语等，较为生疏者出注说明。

9. 原文中典故较为生疏者，简单注明其意义，并注明出处。

10. 凡原文中明引前代文献者均出注说明，其中引用与原文无差者用"语出"，引用与原文有出入者用"语本"。

11. 原书陈序、沈序皆题为"叙"，今分别改为"陈叙""沈叙"，以示区别。

陈 叙

昔普明子①积三十年之精勤研究方书，由浅近达深细，豁然贯彻，用以问世，作为《医学心悟》，凡六卷，意欲以己之能，悟导天下后世以同悟也。余读其书，喜其用力之专，用心之仁，宗仰虽专在《丹溪心法》中，而无执一废百，入主出奴②之私见，实足为初学津，遝③然犹惜其择焉未精，语焉未详也。如中风条，以中府为在表，谓即《伤寒六经》见证；类中风条不列痰中，谓中湿即中痰，又以中食④为类中。吐血条援引葛仙翁⑤《十剂》⑥，而分析并无层次。乙字方以为天寒地冻，水凝成冰名曰阴乘阳，欲治以理中汤。泄泻条，责重在去食积、利小便，尽废一切病因不顾；三消条，宗河间法，治以黄芪汤，此皆不可为训。六经见症脉伏条，不言伏何以为将汗之机，乃泛称雨过而天气清，汗出而精神爽。目痛鼻干条，不言何以干痛。盗汗条，言自汗而不言所以盗汗。舌卷囊缩条，但言津液枯不养筋，不言所以舌卷囊缩。口渴溺赤条，但言津液不生故渴，不言所以属太阴府；又不言何以溺赤，此皆当重加引伸。首卷有论疫篇，杂症复有疫疠条，风温湿等应归伤寒类、伤寒

---

① 普明子：即程钟龄。程钟龄晚年至天都普陀寺修行，法号"普明子"。

② 入主出奴：谓无原则地宗崇某说，贬斥他说。

③ 遝（tà 踏）：通"沓"，纷纭聚集。《六书故·人九》："遝，合沓拜进也。正当作沓。"

④ 中食：类中风之一。见《证治准绳·杂病》。

⑤ 葛仙翁：即葛可久。

⑥ 十剂：葛可久所著《十药神书》。书载十个治疗虚劳吐血方。

篇，而首卷又有"六气相杂"一篇，中风应归杂症，而首卷又有中风及中风不语、中风类中等篇；中暑已见类中，又别出伤暑一篇，此皆重复当删。其他小疵，尚枚举不能悉尽，常惜无人为之订正补足，以开后学悟境，使不堕于迷误，今读《医悟》一书，夙憾乃为之顿释也，是书荟萃《灵》《素》《伤寒》《金匮》《千金》《外台》《和剂》《圣济》以及《准绳》《医通》①诸书，搜罗可谓赅博。然于古人沿讹袭伪处，确凿订正，不少假借附和。又能一归平正通达，无偏执、无成见，不独为学者先导，并使病者以病对方，不至为无学时流所迷误，愿得是书者，如普明子之精勤深思而切究之，一旦豁然洞悟，知必有以拯夭札②，救沉痼，不负撰述者十余年之心力，则悟人之功能广而且远，其为天下后世所托命，岂浅细哉！

时在光绪十九年三月吉旦③楚北愚弟陈庆溥顿首拜撰

---

①　医通：清代张璐所撰《张氏医通》。
②　夭札：遭疫病而早死。
③　吉旦：农历每月初一。

沈　叙

　　昔人云：开拓万古心胸，推倒一时豪杰，具此才学，方许迈前而绝后，轶类而超伦①，吾谓医学亦何独不然？世之操岐黄术者，恒不识《素问》《灵枢》为何义，《千金》《外台》为何书，即或得其书而读之，其意旨微妙，索解綦②难，既不能殚精竭虑以穷其奥窔③，又不能一隅三反④启辟其新机，则读与未读等。而其所循习者，不过取寻常坊行之本，又不克熟读深思，知所弃取，略一记诵即欲出而问世，卤莽灭裂，动辄贻误，夫复何怪？通都大邑标榜声名，所称为时医者，比比皆是，良可慨已。常郡孟河马氏以医明天下者，数传于兹矣，求诊者日踵其门，络绎不绝，其家人妇子耳濡目染，莫不识医，家学相承，必有心法，非寻常医家所能比数也，良伯茂才承先世之学，为后起之英，天资岐嶷⑤，经术湛深，平日博览古今，精通史汉，著有《两汉舆地考》《西北边防考》《东南海防考》《朔闰考》《令长考》《经生渊源考》《大事表》《大礼表》《宗室世系表》《年表》《三公年表》《行在表》《戎事表》《郡国沿革表》《补百官表》《颜注疑》《汉书注疑》《汉书疑补》《郊祀志》《郡国今地释补》《汉书纪传》，又著有《读经记》《后读史记》

----

① 　轶类而超伦：同"轶类超群"，超过众人和同辈。
② 　綦（qí 奇）：极，很。
③ 　奥窔（yào 药）：奥妙精微之处。
④ 　一隅三反：谓触类旁通。典出《论语·述而》。
⑤ 　岐嶷（nì 泥）：形容幼年聪慧。典出《诗经·大雅·生民》。

《后读书记》《后廿四史事类编》，积稿盈箱，均已手定待梓①，其考核详明，证引渊博，非胸有积卷者，恶能及此。其留心经世之学，既大异乎沾沾习帖括业者所为，可谓卓识鸿才，一时无两矣。又不敢数典而忘，复能肆力于医学一道，其于内外诸科，莫不精通贯彻，亦著有《脉经类编》《伤寒类编》，并医论各种。且见世之习医者，多承讹袭谬，以误传误，兹又特著《医悟》一书，为古圣昔贤曲宣其奥旨，为后来学者指示其迷津，是为善读古人之书，而又能佐古人之所未逮，即如论胎②色一项，淡白苔与粉白苔前人多混为一类，均指为寒象，是编特另立粉白苔为一类，引证确凿，指为热像，且经试验而后笔之于书，破千古未发之秘，以告当世。即此一论，已足见是书之精到矣。余于辛卯冬自笠泽③回省，患不寐之症，初为庸手所误，指为阳虚，叠进补剂，病势日剧，濒于危者屡矣。今夏五月厥疾加厉，前医束手告去，幸姻家莫屿香司马转延邀君至，为我诊治，登床切脉，即指为痰热之症，制方选药数剂，而诸痛渐平，不旬日即能起坐，得获更生，实马君之赐也。间与君谈病之缘起，君曰：是症也，有苦竭思索精神耗散而不寐者，有营血亏损心虚生热而不寐者，并虚症也，脉必涩弱或数小、或浮大。有胆络痰热不寐者，有痰入心包④、水饮渟⑤留心下不寐者，有阳明湿热、痰热而不寐者，并实症也，脉必滑或弦、或沉数、或浮洪滑实。有惊恐恚怒淫气乘心欲寐而不能寐者，

---

① 梓（zǐ 紫）：刻板。
② 胎：义同"苔"。
③ 笠泽：指太湖。
④ 包：原作"胞"，据文义改。
⑤ 渟（tíng 停）：水积聚而不流动。

虚实兼症也，脉或弦劲、或小急、或结。有伤寒邪热入胃不寐者，则为外感症。大要总由阴气不足，阳气独行，离析不交，故寤而不眠，制方必偏于清。观《金匮》酸枣仁汤，可悟子之病乃实症、非虚症也。余听其言凿凿，论脉象又如是之明辨以晰，其于斯道，岂仅三折肱①而已哉！《医悟》一书，于望闻问切，论之最详，辨之最确，其杂症论、伤寒诸篇亦由试而后言，末卷以家藏秘方，举以公诸世，绝无吝色②。是书一出，足以称开拓万古，推倒一时矣。虽然君岂仅欲以医名世哉，其博识多能，禀经酌雅，怀经世之具，兼长诗古文词，他日跻清要③、入黄阁④、调元⑤赞化为熙朝⑥良相，当以吾言为左券⑦尔。

光绪十八年岁次壬辰八月既望⑧古翁愚弟沈熙廷拜序

---

① 三折肱：即"三折肱而为良医"之简称，典出《左传·定公十三年》。

② 吝色：舍不得的神情。

③ 清要：地位显贵、职司重要，但政务不繁的官职。

④ 黄阁：汉代丞相、太尉和汉以后的三公官署避用朱门，厅门涂黄色，以区别于天子，因以之借指宰相。

⑤ 调元：调和阴阳，执掌大政。多用以指为宰相。

⑥ 熙朝：指本朝。

⑦ 左券：古代称契约为券，用竹做成，分左右两片，立约的各拿一片，左券常用作索偿的凭证。后将有把握称为"操左券"。

⑧ 既望：指农历每月十六。

例 言

医籍之著录于世者，至今日无虑千百数家，求其不拘泥成法，不胶执①己见，不专守一家之言，不泛徇混同之论，有实效而无流弊，又能行文显近，择义简约，不艰深，不冗蔓，为初学所易喻，亦名家所不能废者，盖戛②乎其难之。《本经》《灵枢》《素问》，上古圣经也，而能读者盖寡；《难经》释经见义，《金匮》《伤寒论》以作为述，医学之科律③也，而读者益寡；《外台》《千金》《圣济》，唐宋间最善之本也，而知其书者并寡。徐灵胎云：叶天士初不知有《千金》《外台》。此皆辟奥窍，破屯蒙④，浚灵明⑤，牖⑥知觉，为学人所终身钻研靡尽之书，而时辈顾以为难，且以为高远无当，独取《本草备要》《从新》⑦《医方集解》《濒湖脉诀》《医宗必读》诸书，以为授受秘笈，外此一切罢去，不复过问。此数书者，其显近简约，诚便于记诵，无有《灵枢》《素问》之艰苦，然其言不皆是也，且局于成法，不能通变以尽善；自信为是，不能虚衷以求益，私一尊而薄众说，既惮于兼收搏采，沿讹袭讹之言，亦混同收入，不复订正，最为误己误人之大错。医事，身命死生所系，是何等事，顾可混收讹讹之言，既误己，复误人，使流害于无

---

① 胶执：固执的坚持。
② 戛（jiá 颊）：形容困难。
③ 科律：法令。
④ 屯蒙：困顿。
⑤ 灵明：聪明，智慧。
⑥ 牖（yǒu 友）：窗户。引申为启迪。
⑦ 从新：即《本草从新》，清代吴仪洛撰。

穷期耶，某发始燥，即读医经，家世业医，四方求诊者极多，见闻较广，深痛夫坊行本①之误人也，进而求之，三书六书，《脾胃论》《心法》等，则大惧其偏，《金匮》《伤寒》诸注，大率剿袭②稗贩③，移步换形，绝无平正通达见解，且皆不宜于初学。思欲自为一书，以为同门先导，自己卯④庚辰属稿⑤，每有所得，辄复删改，至今几五六易，草创始成。经文固其原本也，其大略取材于《准绳》《医通》，又旁及陶、薛、张诸家。言皆有据，并无一字杜撰，集前人之精义而成书，不欲以己作为能也。然于历来沿袭之讹讹，则皆凿凿辨正，不敢稍有阿附，以误同学⑥。其治法力求平正，无有偏执过当，且皆已试，实有效验，并非纸上谈兵，不足以当一战。取义虽约，已足赅括众说，进求之《准绳》《医通》，亦不至中无定见，为巨帙⑦所淆惑。同学有精习是编，因以上窥《金匮》《伤寒》《灵枢》《素问》《本经》者，虽未足以为上工，亦庶几不至误己以误人也欤。

高阳讹诀，嫁名叔和，遂以风行，而纰缪百出，致攻击者至今未已。其实叔和自有《脉经》，悉《素》《灵》《金匮》《伤寒》之言，为脉法正宗，特时下未之见耳。金元以来，崔紫虚、蒋紫阳、李濒湖各有韵语脉诀，然混同拉杂，绝无条目，初学读之，茫无主见。是编先提大纲，次分子目，次述病脉，

---

① 坊行本：旧时书坊刻印的书籍的版本，区别于官本、家刻本。
② 剿（chāo 超）袭：即抄袭。"剿"，义同"抄"。
③ 稗（bài 败）贩：即小贩。
④ 己卯：光绪五年（1879）。
⑤ 属（zhǔ 主）稿：起草文稿。
⑥ 同学：志同道合者。
⑦ 巨帙（zhì 至）：大的书套。因以为大部头书籍的代称。

条分缕析，一望了然，于记诵时不无稍有便益。

经曰："善诊者，察色按脉，先别阴阳。审清浊而知部分，视喘息，定声音，而知所苦，观权衡规矩，按尺寸、辨浮沉滑涩，而知病所生。"① 又曰："凡治病，察其形气色泽，脉之盛衰，病之新故，乃治之，无后其时。"② 是察色辨形，固治病之首义也。《医门法律》首详望色诸条，反复辨论，最得肯綮③，《医通》及《医学心悟》亦有色及鼻目诸条，并原本经旨，为后人显切指示。但二书所言专重伤寒，略于杂症，未免挂漏。且张袭喻，程又袭张，并无确见足称。兹特援引《内经》、仲景之言，指示大略，以便有志者，沿流溯源，求诸原文，是亦临症时之一助。

舌苔始详于仲景，至《金镜》④ 观占心法，且有专书，医通又广为称引要，犹未免讹讹。粉苔一门，又为自来谈医者所未分晰，兹特先述杂症大略，继以伤寒八舌。

杂病、伤寒各分门类，实自仲景创始，《金匮》中风诸条，原本风论，大略与辽金元后，以类中风为风者大异。其述虚劳，亦本《内经·逆调论》，大略与唐宋时，言虚损劳极者稍殊；与金元后，言阴虚成损者大异，此非古人之遗漏，亦非后贤之背弃古法。病因百出，本不可一致论也。近世见中风辄议温补，见虚劳辄言滋养。间有读古者，则又以续命等治本虚，以建中等治阴虚，不顾病情，自矜家法，医事遂至不可以言。此皆重大之症，纰缪如此，其余可知。是编参酌古今，务以中病为是，

---

① 善诊者……而知病所生：语出《素问·阴阳应象大论》。
② 凡治病……无后其时：语出《素问·玉机真脏论》。
③ 肯綮（qìng 庆）：筋骨结合的地方，比喻事物的关键。
④ 金镜：指《敖氏伤寒金镜录》，元代杜清碧撰。

又皆历验，并非据纸空谈，得是意而引申之，或不至于迷误无当。

自仲景创为《伤寒论》，《千金》等书引伸其言，方治固已详备。明季方、喻两家，专注为一书，王肯堂又恢廓①条理六经症、兼症，言不一言。后起虽以著述为能，断不能出其窠臼。是编一准王书，惟辨经腑、辨湿热夹阴诸条，确确凿凿，订讹正讹，自为足补所未备。

妇人首重经带胎产，其余则受病与男子同，方治亦即无庸更赘。王妇科本极详备，足为后学准绳，间有沿袭未正处，亦详加辨论，不敢以唯阿②踵误③。

疡科名目极烦，《大成》《大全》至积卷数十，然扼要止在辨其阴阳虚实逆顺。是编仿《医学心悟》例，附以一卷，其详较《心悟》加倍，间有言治法，与《金鉴》《正宗》等稍异者，则皆家传真诀，不敢自秘，聊以公诸同学。

古今方治极多，几于瑕瑜混杂，有中病者、有不中病者，昧昧取用，适以误人。是编详为抉择，如病与方符者，用之必不偾事④，间有与古歧异者，则平时以己意参订，曾经屡效，实胜原本，并非妄行更改。后帙外科诸方，半出家传，尤非时行方书所可比拟。

---

① 恢廓：扩展。
② 唯阿：形容卑恭顺从。
③ 踵误：沿袭错误。
④ 偾事（fèn 奋）：搞坏事情。

目 录

卷十一

卷十二

卷　一

脉法韵语

脉乃命脉，气血统宗，气能率血，气行血从。人之大气，积于胸中，呼吸出入，上下流通。呼出之气，由心达肺，吸入之气，肝肾相济。

心肺，浮而在上者，主出，故呼出由心达肺；肝肾，沉而在下者，主入，故吸入由肝纳肾。而枢纽在脾土，以脾位中州，而司敷纳，其脉在呼吸之间。

呼吸定息，迟数可别，一息四至，和平之极，五至为常，亦无差忒①。三至为迟，迟乃寒结；二损一败，不可复活。六至为数，数即病热；七至为疾，热甚危急；八至九至，阳竭阴绝。浮沉迟数，四纲宜审，滑涩虚实，亦为要领。

浮沉以辨表里，迟数以辨寒热，是为脉之大纲。滑与涩，验气血之通塞；虚与实，分邪正之盛衰，是为脉之条件。

浮脉上浮，如水漂木，轻取即得，重按不足。芤脉如葱，轻平而空，浮沉俱有，但虚其中。如按鼓皮，其名曰革，中沉俱空，阳亢阴绝。

浮脉为阳，主一切表病，故浮于肌肤之间。芤主失血，中空者，

---

① 差忒（tè 特）：差错。

气不能摄血故也。革脉弦大而浮，故为虚寒相搏，其实乃阴不抱阳，孤阳上浮，真阴下脱之象。

沉脉在下，主里主阴，重按乃得，受病最深。弦大而沉，厥名曰牢，气凝血结，浊阴混淆。沉极为伏，三候如无，气机闭塞，真阳已孤。

沉脉属阴，主一切里症。牢在沉分，故症属阴寒，其形弦实，故主蓄血积聚。伏则气分闭塞，清阳不得发舒，故沉伏于下，推筋着骨，始得其形。

迟为阴寒，气凝血滞，往来迟慢，一息三至。迟而一止，其名曰结，气血错乱，兼主冷积。结虽时止，至数无常，代则有定，气血消亡。

阴寒凝滞，气不宣通，故至数迟缓。迟而时有一止，旋止旋还，并无定①数，谓之结脉，乃气血错乱，阴寒结聚所致。若止不能还，兼有定数，便是代脉。代者，更代之义，本脏脉绝，他脏之气代之。四动一止，五六日死；两动一止，三四日死。

数脉为热，其阴必虚，若因风火，则为有余。热甚则疾，一息七至，八九为极，烦冤而死。数而一止，其脉为促，如趋而蹶，郁热内蓄。

数脉为热，不外虚实两端，疾则热甚而危，极则必无生理。促乃数而一止，亦无定数，热郁于中，故多肺胃之病。

滑脉主痰，亦主诸气，气盛痰多，往来流利。动脉如豆，多见于关，若在尺寸，阴阳两悭②。

---

① 定：原作"旋"，据文义改。
② 悭（qiān 千）：损耗。

滑亦阳脉，痰气盛，故往来流利。动脉多见关部，寸为阳，动主阳亡汗多；尺为阴，动乃阴虚热极。

涩为血少，短而迟细，如雨沾沙，往来涩滞。虚脉如何，往来无力，浮中如常，沉候亏缺。濡脉浮软，如水漂绵，轻取无力，重按豁然。微脉更虚，似有似无，极细极软，气弱血枯。散脉无定，涣而不收，元气将败，如水浮沤①。弱脉在下，似弦非弦，沉细而软，不宜壮年。细则更沉，如发如丝，行于筋骨，虚寒可知。短脉气病，见于寸尺，不能满部，真阳遏抑。

虚则三候俱有，而沉候实空；濡则沉候如无；微则但有浮、中，并无沉候；散则涣散无定；弱脉浮候如无，但有中、沉两候；细则沉，而且小如一丝在筋骨之间；短则气弱。皆气虚血弱之脉。

实脉之来，三候有力，更大于牢，邪滞郁结。洪脉上涌，与洪水同，泛泛不已，热甚于中。大脉较阔，来刚去柔，正虚邪盛，病进可忧。弦脉劲直，如张弓弦，木旺克土，痰饮连绵。弦而弹转，其脉为紧，为寒为痛，浮沉宜审。尺寸之脉，有时而长，直上直下，毗②阴毗阳。

实脉三候有力；洪则如涌如沸。大则正虚病进，久病更危。弦则轻而滑直、而长，木之本象，故主气、亦主痰饮。紧则挺急似弦，而挺劲之中动如转索，故浮紧主寒，沉紧主痛，并为气病。长脉往来端直，三候调均，见于寸部，则毗阳而亡阴，见于尺部，则毗阴而亡阳，又为关格之征。皆为有余之脉。

---

① 浮沤（ōu 欧）：原指水面上的泡沫。此形容脉象似有似无。
② 毗（pí 皮）：损伤。

缓脉和平，本为胃气，若兼濡迟，湿邪困滞。

缓者，从容和缓，真胃气脉也。胃气调和，则百疾不生，故缓脉不主疾病。惟考兼见之脉，乃知疾病之应，若怠缓无神，则为湿病矣。

一切病症，不外三因，何脉何症，辨之贵真。浮脉为阳，统主表病。有力表实，无力虚甚。浮迟表冷，浮数风热，浮紧风寒，浮缓风湿，浮虚伤暑，浮芤失血，浮洪虚火，浮微劳极，浮濡阴虚，浮散虚剧，浮弦痰饮，浮滑痰热。

有力则知风邪所干，邪气甚则实，有余之象也。无力知为阴血亏损，正气夺则虚，不足之象也。缓脉兼湿，故浮缓为风湿。暑伤气，气虚故脉虚。失血必芤，芤脉自兼浮，非浮兼芤也。微为气血俱虚，故主劳极，此亦微脉兼浮。血属阴，其虚在下，濡脉按之而软，故为阴虚。弦为痰饮，故浮弦为风痰。

浮为肺脉，经曰①“毛”，言其轻扬在上也，肺主皮毛，风寒中人，必自毫毛入，故浮为表脉。

沉脉主里，为寒为积。有力痰食，无力气怯。沉迟虚寒，沉数热伏，沉紧冷痛，沉缓水蓄，沉牢痼冷，沉实实热，沉弱阴亏，沉细虚湿，沉弦饮痛，沉滑停食，沉伏吐利，阴毒聚积。

沉者，阴象；积者，脏病，故为寒积。沉而有力，乃有形之物凝滞于内；沉而无力，乃无形之气郁结于中。湿家得缓，故为水蓄。寒则坚，故牢主冷痛痼冷。细为不足，亦主湿侵，故曰虚湿。滑虽主

---

① 曰：此上原衍“一”字，据文义删。

痰，若在脾部，见于沉分，则为食滞。寸伏则吐，尺伏则利，在阴症伤寒则为阴毒积聚。

肾之为脏，配坎应冬，万物蛰藏，阳气下陷，烈为雪霜，故其脉主沉阴而居里，误与之汗，如蛰虫出而见霜；误与之下，如飞蛾入而见汤，此叔和入理之徵言也。

迟脉主脏，阴冷相干，有力为痛，无力虚寒。

迟亦为阴，是以主脏。有力则阴寒凝滞，是以为痛；无力则中空显然，故为虚寒。

阴性多滞，阴寒之症，脉必见迟，譬如太阳隶于南陆，则火度而行数；隶于北陆，则水度而行迟，此阴阳迟数之征也。

数脉主腑，主吐主狂，有力实热，无力虚疮。

数亦属阳，是以主腑。吐者，阳气亢逆；狂者，热邪传里。数而有力，实火可知；数而无力，则为虚火上炎，以及肺痈、肺痿诸症。

滑为气虚，亦为痰食。滑数痰火，滑短气塞。滑兼浮洪，火炎难抑；滑兼沉细，则为郁结；滑而浮散，瘫缓①中风；滑而冲和，妊孕所钟。

痰滞有余，故为气虚。火炎伤肺，故兼数而为痰火。火为水壅②，故气塞而脉短。

涩伤精血，亦为寒湿。涩而兼大，中有实热。涩而虚软，阴虚气怯，虚为血虚，自汗劳热，惊悸神衰，伤暑气竭。实脉为阳，多主火郁，实滑痰滞，实紧寒积。芤主失血，亦主内痈。革属表寒，气血中空。

---

① 瘫缓：瘫痪。
② 壅：原作"拥"，据文义改。

表有寒邪，故外见弦急；中伤气血，故内象空虚。

牢属阴寒，兼主坚积。伏主疼痛，痰饮聚积，伤寒将汗，霍乱吐逆。结为痞结，气血凝滞。代属脏衰，腹痛吐利。

少火衰弱，中气虚寒，失其乾健之运，气血痰食互相纠缠，故脉应之而成结。越人云：结甚则积盛，结微则积微。浮结者，外有痛积；伏结者，内有积聚，故知结而有力为积聚，结而无力是真气衰弱，违其运化之常也。仲景云：累累如循长竿曰阴结，蔼蔼如车盖曰阳结。叔和云：如麻子动摇，旋引旋收，聚散不常，曰结，主死。三者名虽同，而义实别，浮分得之为阳结，沉分得之为阴结，止数频多，参伍不调，为不治之症，是则结之为症，未可一言尽也。

《内经》以代为脏气衰微，脾气脱绝之诊，惟伤寒心悸及怀胎三月，或七情太过，跌打重伤，风家、痛家为不忌。滑伯仁①云：无病而形瘦、脉代者，危候也；有病而气血乍损，止为病脉。然此为暴病者言，若久病得代脉者，则不治。经云：代则气衰。又曰：代散者死。夫代脉见而脾土衰，散脉见而肾水绝，二脉交见，虽神圣亦望而却走矣。

代如四时禅代，不愆②其期，非谓即止之义也。考《内经·宣明五气》篇曰：脾脉代，邪气。《脏腑病形》篇曰：黄者，其色代，皆言脏气之常候也。《平人气象论》曰：长夏胃气微软弱曰平，但代无胃曰死。言无胃气而死也，皆非以代为止也。其言五十动而不一代者，乃至数之代；如脉平匀而忽强忽弱者，乃形体之代，如《平人气

---

① 滑伯仁：即滑寿，字伯仁，元末明初医家，著有《读素问钞》《难经本义》等。

② 愆：耽误。

象论》所言是也。若脾旺四季时更代者，乃气候之代，即《宣明五气》等篇所言是也。脉无定候，更变不常，均谓之代，因其变以察其形，庶足穷其妙耳。

疾极阳亢，阴体下竭，脉号离经，虚魂将绝。促因火亢，亦因物停，喘咳发狂，痰结不行。

疾极之脉，惟伤寒热极者见之，尚无大碍。若劳瘵虚惫之人，以及阴阳易病者，阴体下竭，阳光上亢，可以与之短期至。孕妇将产，亦得离经之脉，此又非以七八至得名，如昨浮今沉，昨大今小，昨迟今数，昨滑今涩，但离乎平素经常之脉，即名为离经矣。

人身气血贯注经脉之间，一昼夜常五十营。脏气乖违，则稽留凝泣①，阻其运行之机，因而止者，其止为轻；若真元衰惫，阳弛阴涸，失其揆度之常，因而止者，其止为重。然由脏气乖违而促者多，由真元衰惫而促者十仅一二。或因气滞血凝，或因痰停食壅，或外因六气、内因七情，皆能阻其运行之机，惟止数渐稀则病瘥；若止数渐增，则不可为矣。

动主惊痛，自汗发热，泄痢拘挛，亡精脱血。濡主亡血，髓竭精枯，脾虚夹湿，盗汗沾濡②。弱主气衰，真阳欲无。微细气虚，俱主劳损。散为本伤，短气为病。

浮主气分，浮举可得，气犹未败；沉主血分，沉按如无，血已伤残。

阳气者，所以卫外而为固，运行三焦，熟腐五谷也。弱脉呈形，阴霾已极，自非见晚③，阳何以复？经曰：脉弱以滑，是有胃气。脉

---

① 泣：通"涩"。滞涩。《六书故·地理三》："泣，萱曰：又与涩通。"
② 沾濡：浸湿。
③ 晚：过午日偏斜。

弱以涩，是为久病。夫弱堪重按，阴犹未绝；若兼涩象，则气血交败，生理绝矣。微脉模糊而难见，细脉显明而易见，细之于微较为可寻，要皆阳气衰残之候。经曰：壮火食气，少火生气。人非少火，无以运行三焦，腐化水谷。又曰：气主煦之。非温补何以复其散失之元乎？古人以代脉为死脉者，散为肾败之征，代为脾绝之候也。肾脉本沉而散，则按之不可得见，是先天资始之根本绝也；脾脉主信，而代则歇至，不愆其期，是后天资生之根本绝也，故二脉独见，均为危候；若二脉交见，尤为死征。

　　洪大与长，火甚气逆。紧主寒邪，亦主痛急。弦为肝病，痰饮疟疾。弦迟多寒，弦数多热。弦大主虚，弦细拘急。阳弦头痛，阴弦腹癖。弦缓风虚，弦滑痰食。

　　夏脉洪大，名曰平脉。反得沉濡而滑者，是肾之乘心，水之克火，为贼邪，死不治；反得大而缓者，是脾之乘心，子之扶母，为实邪，虽病自愈；反得弦细而长者，是肝之乘心，母之归子，为虚邪，虽病易治。反得浮滞而短者，是肺之乘心，金之凌①火，为微邪，虽病即瘥。凡失血下痢，久嗽久病之人，俱忌洪脉，《脉经》曰：形疲脉大而多气者死。可知形症与脉背者，非吉兆也。

　　经曰：长则气治。李月池②曰：心脉长者，神强气壮；胃脉长者，蒂固根深，皆言平脉也。《内经》曰：肝脉来软弱招招，如揭长竿末梢，曰肝平；肝脉来盈实而滑，如循长竿，曰肝病。故知长而和缓，即合春生之象，而为健旺之征；若长而硬满，则属火亢之形，而为疾病之应。旧以过于本位为长脉，夫寸而上过为溢脉，寸而下过为关

---

　　① 凌：原作"陵"，据文义改。
　　② 李月池：明代医家，字子郁，号月池，蕲春人，为李时珍之父，著有《四诊发明》等。

脉；关而上过为寸脉，关而下过为尺脉；尺而上过即关脉，尺而下过即覆脉，是过于本位，非长脉本义也。惟其状如长竿，则直上直下，首尾相应，非若他脉之上下参差，首尾不匀，而长之真脉见矣。凡实牢弦紧，皆兼长脉，此古人以长主有余之疾也。

弦与长皆主春令，但弦为初春之象，阳中之阴，天气犹寒，故如琴弦之端直而挺，稍带一分紧急；长为暮春之象，纯属于阳，绝无寒意，故如木干之条直以长，纯是发生之气象，戴同父①云：弦而软，其病轻；弦而硬，其病重。最得《内经》本旨。

缓主胃气，以兼脉别。浮缓风伤，沉缓寒湿，缓大风虚，缓细痹急，缓涩脾薄，缓弱气急。脉有相似，时宜考别。有力浮洪，浮虚无力，沉行筋间，伏行着骨，紧急形状，数急至数，弱在沉分，濡在浮取，细犹分明，微则模糊，迟极其慢，缓则纡徐。牢实二脉，兼弦大长，牢但沉候，实则毕张（三候皆有）。革牢二脉，并大而弦，革浮而取，牢沉乃见。洪实二脉，有力相仿，洪按稍衰，实按仍硬。数止为促，迟止为结，代有定止，似止为涩。

方书言脉，概指二十八字，然经训所载，殊不止此。如《内经》所言鼓者，且浮且大；曰搏者，且大且强；曰坚者，实之别名；曰横者，洪之别名；曰急者，紧之别名；曰躁者，且浮且急；曰疏者，且迟且软；曰革者，人迎倍大也；关者，气口倍大也。后人不悟经旨，以是二者为病名，不知病因脉而得名也。曰溢者，自寸口上越鱼际，气有余也；曰覆者，自尺部下达肾间，血有余也。又如仲圣论脉，曰纵者，水乘火、金乘木也；曰横者，火乘水、木乘金也；曰逆者，水

---

① 戴同父：即戴起宗，元代医家，撰有《脉诀刊误集解》。

乘金、火乘木也；曰顺者，金乘水、木乘火也；曰反者，来微去大，病在里也；曰覆者，头小本大，病在表也；曰高者，卫气盛也，阳脉强也；曰章者，营气盛也，阴脉强也；曰纲者，高章相搏也；曰惵者，卫气弱也，阳脉衰也；曰卑者，营气弱也；阴脉损者，惵卑相搏也。内景十二，外景十二，凡得二十四脉，世皆未之闻，见得为尽脉之妙乎！且夫阴阳宜剖，色脉宜稽，尺肤宜考，主病宜辨，如《脉要精微论》云：微妙在脉，不可不察，察之有纪，从阴阳始。是以圣人持脉之道，先后阴阳而持之。若阳动阴静、阳刚阴柔、阳前阴后、阳上阴下、阳左阴右、阳数阴迟至者，为阳去者，为阴进者，为阳退者，为阴恒经也。或阴盛之极反得阳象，或阳亢之极反得阴征；或阳穷而阴乘之，或阴穷而阳乘之。随症更迁，与时变易，此阴阳之不可不分剖也。《灵枢》曰：色脉与尺肤如桴鼓相应。青者，脉弦；赤者，脉钩；黄者，脉代；白者，脉毛；黑者，脉石。见其色而不得其脉，反得相胜之脉则死；得相生之脉则病已，此阴阳之不可不分剖也。《灵枢》曰：审脉之缓急、大小、滑涩之坚脆，而病形定矣。心烦肤滑而淖泽者，风也；尺肉弱者，解㑊安卧；脱肉者，寒热不治。尺肤涩者，风痹也。尺肤粗如枯鱼之鳞者，决饮也。尺肤热甚，脉盛躁者，病温也；脉盛而涌者，病且出也。尺肤寒胀小者，泄而少气；尺肤炬然，寒热也。肘所独热者，腰以上热；手所独热者，腰以下热。肘后粗以下三四寸热者，肠中有虫。掌中热者，腹热；掌中寒者，腹寒。鱼上有青脉者，胃中寒。尺炬然热，人迎大，当夺血。尺坚大，脉小少气，悗有加，立死。又曰：脉急者，尺肤亦急；脉缓者，尺肤亦缓；脉小者，尺肤亦减而少气；脉大者，尺肤亦贲而起；脉滑者，尺肤亦滑；脉涩者，尺肤亦涩，此尺肤之不可不说而考也。《脉要精微论》曰：长则气治，短则气病，数则烦心，大则病进。上盛则气高，下盛则气胀。代则气衰，细则气少，涩则心痛。浑浑革至如涌泉，病进而色弊；绵绵其去如弦绝，死。《平人气象论》曰：脉短者，头痛；脉长者，足胫痛；脉促上击者，肩背痛。脉沉而坚者，病在中；脉浮而盛者，病在外。脉沉而喘，曰寒热。脉盛滑坚者，病在外；脉小实而坚者，病在内。小弱以涩，谓之久病；浮滑而疾，谓之新病。脉急者，疝瘕少腹痛。脉滑曰风，脉涩曰痹，缓而滑曰热，中盛而紧曰胀。臂多青脉曰脱血。尺脉缓涩，谓之解㑊安卧。脉盛谓之脱血。尺涩脉滑，谓之多汗；尺寒脉细，谓之后泄；尺脉粗常热者，谓之热中，此主病之不可不辨也。若夫达变通微，则在精研《灵》《素》，博综典籍，庶几心灵启而神鬼通，微者显而幽者明矣。

卷 二

脉法韵语续

中风脉浮，滑兼痰气，其或沉滑，弗以风治，浮迟者吉，急疾者死。痰中脉滑；气中脉虚；火中脉数，虚实宜区。寒伤太阳，浮紧而涩；阳明脉长，少阳弦急；传入太阴，沉迟相寻；及入少阴，其脉尤沉；厥阴脉伏，肢厥热深。伤寒里热，脉喜浮洪，沉微涩小，背症必凶。汗后脉静，身凉则安；汗后脉躁，症必难痊。阳症阴脉，命必危殆；阴症阳脉，虽困无害。

阳症而得沉涩细弱微迟之阴脉，是邪入阴分，症必加重。阴症而见浮大数动洪滑之阳脉，在他症则为相反，在伤寒则为邪欲解。

中寒紧涩，阴阳俱盛，法当无汗，有汗殒命。

阳紧，寒在上焦作吐；阴紧，寒在下焦自利；阴阳俱紧，是上下皆受寒也，法当无汗。自汗者，亡阳不治。

伤暑气弱，脉虚可知，或为弦细，或芤与迟。暑热病剧，阴阳盛极，浮之而滑，沉之散涩。汗后躁大，死期可刻。

汗后躁大者，死；邪入里而脉不躁数，反涩小者，亦死。

霍乱吐泻，滑而不匀，洪滑多热，弦滑食停，代伏勿讶，迟微可惊。

代伏者，仓卒①之中清浊混乱，故脉不接续，非败脉也。迟微而舌卷囊缩者，乃不可治。

斑疹沉伏，或散或无。阳浮而数，热蒸肌肤。阴实而大，腑实宜除。

斑者，血散于皮肤而发，故脉伏。火盛于表，故阳脉浮数；下焦实热，故阴脉实大。

疟脉自弦，弦数多热，弦迟多寒，弦微虚怯。

疟者，风暑之邪客于风木之腑，木邪乘土，土伤不能运行水谷，遂停痰留饮而成疟。弦属风脉，又主痰饮，故曰疟脉自弦。

痢脉多滑，按之虚绝。尺微伤阴，涩则少血。沉细者生，洪弦者逆。

肠澼下利，最忌身热脉大，亦忌肢冷脉浮。

郁脉多沉，血芤气涩。湿郁沉缓，热则数极，弦滑痰郁，滑紧伤食，情郁太过，代促或结。失血必芤，洪数邪胜。肠澼蓄血，别为实症。滑大牢大，皆与脉准。沉涩而微，挟虚者陨。

伤血者，宜有缓小不足之脉，洪数邪胜，则不可补，又不任攻，故难治。如去血过多，身反热者，亦非所宜。

实证宜见实脉，挟虚者，既不能自行其瘀，又难施攻克之力，故不治。

虚脉弦大，劳则虚细。大而无力，阳微伤气。数而无力，阴虚火炽。寸弱上损，浮大中伤。尺寸俱微，根柢已

---

① 卒（cù 醋）：仓促。

妨①。右微气怯，左濡血亡。劳瘵细数，或涩反常，潮汗咳血，浮阳不藏。

虚劳因虚而不任劳，因劳而愈虚也。诸虚脉多寸关弦大而尺微涩，有火则尺亦大。大者，正衰而邪盛。弦为肝脉，肝旺乘脾则土败。

咳嗽之脉，浮风细湿，浮紧虚寒，弦数实热，沉滑为痰，涩为失血。喘逆脉浮，停水肺胀，如沉而涩，气塞不畅。弦为水饮，滑为痰气，浮大尺涩，肾虚难治。

隐君②曰：痰脉多滑。如浮滑风痰，沉滑寒痰，弦滑痰饮，微滑虚痰，滑实则膈有稠痰。

反胃噎膈，寸紧尺涩，紧芤迟弦，虚寒遏抑，浮弱气虚，关沉痰积。若涩而沉，七情郁结。

寸紧主胸满不食，尺涩为下元空虚，或命门火衰不能生土，土虚不能运化而成反胃。紧芤迟者，胃寒；弦者，胃虚。

呕吐之脉，寸紧滑数，微数血虚，关浮胃薄，芤则有瘀，最忌涩弱。

阳紧阴数，主食已即吐。紧小者，多寒；滑数者，痰火；微数者，血虚，胸中必冷。关浮者，胃虚，主呕而嗳气不食。芤带紧者，有瘀，逆脉也。自汗而涩弱者，亦为逆脉。

胀满脉弦，脾受木克，迟弱阴寒，洪数湿热，虚则兼浮，紧则寒结．浮大者生，虚小者逆。痞满滑大，痰热乘

---

① 妨：受到伤害。
② 隐君：即王珪，元代医家，隐居于常熟虞山，人称王隐君，著有《泰定养生主论》。

膈，弦伏为寒，虚则微涩。

　　痰火在胸，故寸滑且大。微涩气血虚也，微则气少多烦，涩则血少多厥。

　　五积属阴，脉多沉涩。六聚属阳，脉弦而实。水肿之症，有阳有阴，阴沉而迟，阳数而沉。沉细者危，浮大者生。

　　阳脉必见阳症，宜燥热渴饮；阴脉必见阴证，宜肢凉气怯，便清或溏。沉细则水愈甚而不可制，故危；浮大则心火生土，土旺而水不妄行，故生。

　　遗精白浊，弦动芤结，微弱精伤，洪数实热。淋脉细数，心微虚热。癃闭之脉，宜大而实，芤则便红，数则黄赤。

　　癃闭均由膀胱积热，故脉宜实。

　　惊恐怔忡，寸动而弱，饮食痰火，伏动滑搏，浮微弦濡，忧郁惊薄。

　　寸动为惊，弱为怔忡。

　　颠①症之脉，阳浮阴沉。数热滑痰，狂发于心。惊风肝痫，虚缓者轻。浮病腑浅，沉病脏深。

　　阳症脉必浮长，阴症脉必沉细。癫狂皆以浮洪为吉，以其病尚浅也。痫本虚痰，宜见虚缓之脉，沉实或弦急者，一为病深入脏，一为肝之真脏脉见，皆不治。

　　眩晕之脉，下虚上实，浮风紧寒，虚暑细湿，痰弦而

---

① 颠：通"癫"。《说文通训定声·坤部》："颠，假借为'癫'。"

滑，瘀芤而涩，虚大为虚，数大邪热。头痛阳弦，紧寒浮风，湿细而坚，热数而洪，气虚头痛，虽弦带涩，痰厥则滑，肾厥坚实。

六经皆有头痛，宜浮滑弦紧，不宜涩小虚短。

心痛微急，痛甚则伏，阳微阴弦，或短而数，紧实便难，滑实痰蓄。

心痛故阴弦，上焦虚故阳微，脉宜迟细，浮大则为中虚。

腹痛紧急，沉伏痛甚，弦实滑痰，当脐尺紧。腰痛之脉，必沉而弦，沉为气滞，大弦损肾元，濡细伤湿，浮紧风寒，滑为痰火，涩为瘀血，痛引背膊，沉滑不忒。痛风沉弦，肝肾受湿，少阴浮弱，风血掣急，或涩而小，酒后风袭，风寒湿气，合而为痹，浮涩而紧，三脉乃备。

浮缓属湿，为麻痹；浮紧属寒，为痛痹；涩芤属瘀，为肢木。浮涩属气虚，关前得之，麻在上体；关后得之，麻在下体。

眼病因火，心肝洪数，右寸关弦，相火上薄。

左寸洪数，心火炎也。关弦而洪，肝火盛也。右寸关弦洪，肝木挟相火之势，侮己所不胜之金，而制己所胜之土。

耳鸣之脉，洪数见尺，沉涩气滞，数实热积，肾水虚者，迟濡不忒。

两尺洪数，相火上炎，必梦遗、耳鸣、耳聋。

痈疽脉数，阳浮阴沉。沉而且微，其病属阴。沉而滑实，内消可决。洪而且数，将有脓结。未溃之时，阳脉为顺。溃后阴脉，与症相准。

浮脉且弦，不热而恶寒者，必患痈疽。浮数热痛者，属阳易治；

沉微不痛者，属阴难治。未溃之先，虚濡迟弱芤涩者，并宜托里。

肺痿之脉，数而无力。寸口数实，肺痈脓结。

火乘肺则叶痿，是以数而无力。浮大者，火来乘金，故不治。

肠痈之脉，宜滑而数。沉细而虚，背症者恶。

肠痈实证，宜见实脉。

疝脉弦急，积聚所酿。心滑肺沉，风疝浮荡。关浮而迟，风虚之恙。阳急为瘕，阴急疝状。沉迟浮涩，疝瘕寒痛。痛甚则伏，或细或动。

疝本肝病，弦则卫气不足而恶寒，紧急则不欲食。心脉浮滑，则病心风疝；少阴脉浮，则病肾风疝；厥阴脉浮，则病肝风疝。三阳急为瘕，三阴急为疝。

脚气之脉，浮弦为风，濡涩迟寒，热数且洪，两尺不应，医必无功。求嗣之脉，专责于尺，右旺火动，左旺阴极，沉滑而匀，易于生息。微涩精清，兼迟冷积。若见微濡，入房无力。女尺微涩，产亦难必。经脉前后，软与常同，阳调阴绝，腹痛上攻。沉缓下弱，经多须防。微虚不利，间月何妨。浮沉一止，或微迟涩，经停三月，气血不结，三月以上，经血闭息。

经至虽有前后，而脉软者仍以常经论。寸关如常而尺已不至，主冲任有积，痛上抢心，月水不利。沉缓为下焦虚弱，故主经多。寸关微则胃虚，涩则津枯，尺微则无精，迟则阴中寒，皆血不足。

少阳卑①沉，少阴脉细，经前病水，水分易治。寸脉

---

① 卑：衰弱。

沉数，趺阳微弦，太阴沉滑，血分难痊。

寸数为阳实，沉为阴结。趺阳微为胃弱，弦为肝盛。脾沉为在里，滑为壅塞，沉滑相搏，血结胞门，名血分，先断经而后病水，故难治。

寸浮而弱，潮汗烦热，寸洪数虚，火炎劳疾。趺阳脉浮，吞酸气窒，浮而兼紧，腹痛满急，少阴见之，疝瘕内逼，脉动（失血）而浮（虚），带下崩中，虚迟者吉，实数者凶。少阴滑数，气淋阴疮，弦则阴痛，或挺出肠。

寸浮为气虚，弱为血少，故烦汗。男尺虚数而寸沉微者，为劳；女寸虚数而尺沉微者，为劳。趺阳浮则气滞，涩则有寒，故为满急等症。

妇人有子，阴搏阳别，少阴动甚，其胎已结。滑疾不散，胎必三月，关或滑大，代止无妨。尺滑带数，胎气过强。脉迟作渴，其胎必伤。四月辨质，男女可识，左疾为男，女则右疾，左右俱盛，二三可必。但疾不散，胎已五月，太缓胎堕，胎漏太急。六七月后，脉喜实长，沉迟而涩，胎堕当防，脉弦寒热，宜暖子房。八月弦实，沉细非祥，少阴微紧，两胎一伤，劳力惊仆，胎血难藏。足月脉乱，反是吉象。

尺寸少阴动甚，别有阳脉搏手，心主血，肾主胞门，故为子。脉滑而且数，按之不散，三月之脉。滑为血多气少也，若尺滑疾带数者，胎气过盛，此时如脉迟渴饮，将为水肿满痛，胎必堕。六七月后，胎气已盛，故忌沉细而涩，若丹田气暖胎动者，可治；胎冷若水者，难治。

脉弦寒热，其胎逾腹，肠痛脏闭也，宜温之。少阴微紧者，血养不周。大抵产脉，宜实大牢弦，不宜沉细短迟涩。

临产六至，脉号离经。沉细如无，胎元下临。浮大难产，急于色征，面舌唇色，忌黑与青，面赤母活，子命必倾，若胎在腹，子母俱损。

离经者，胃脉不从所起之经再起，胎元已离之象。沉而如无者，胎元下趋；痛甚气血错乱，故脉不应也，既产自见。产脉宜实，故浮大为凶。赤者，心血流通，故母活；青者，肝虚不能摄血，故浆胞早破而胎不能转动，主母死；黑者，肾水克心火，故子母俱死。

产后缓滑，亦宜沉细，实大弦牢，涩疾者死。

产后以胃气为主。缓滑者，脾胃和也；实大弦牢，木克土也。沉细者，虚弱之脉，与产后相合；涩疾者，下血过多，血虚气绝也。

奇经八脉，脉各有条，直上直下，尺寸俱牢，中央坚实，冲脉昭昭，胸中有寒，气逆里急，疝气攻心，支溺满失。

直上直下，即弦长也。尺寸俱牢，而兼弦长，故主气逆里急。

直上直下，尺寸俱浮，中央浮起，督脉可求，腰背僵痛，风痫为忧。

六部皆浮又兼弦长，故属风象。冲主里，督主表，督为诸阳之总督，风邪中人，阳先受之，故见项强诸症。督凡二十七穴。

寸口丸丸①，紧细实长，男疝女瘕，任脉可详。

丸丸动脉状，紧细实长，寒邪甚而实也。冲任调则月事以时，而

---

① 丸丸：高大挺直貌。《诗·商颂·殷武》："陟彼景山，松柏丸丸。"毛传："丸丸，易直也。"

成孕既产，而上为乳汁。任凡二十四穴。

寸左右弹，阳跷可决；尺左右弹，阴跷可别；关左右弹，带脉之诀。

弹者，紧象。阳跷主阳络，故应于寸；阴跷主阴脉，故应于尺；带横于腰，故应于关。

尺内斜上，至寸阳维；尺外至寸，阴维颠迷。

右手手少阳三焦斜至寸上，手厥阴心胞、阴维脉也。左手足少阴肾经斜至寸上，手太阳小肠、阳维脉也。斜上者，不由正位而上，斜向大指，名为尺外；斜向小指，名为尺内。邪在阳维、阳跷则发痫，邪在阴维、阴跷则发癫。

小儿之脉，宜定至息，浮缓伤风，浮洪风热，洪紧伤寒，沉细乳积，沉紧腹痛，弦紧喘急，紧促痘疹，惊风紧数极，虚软慢惊，疟痢弦见，软细为虫，便秘数实。二至为殃，三至亦卒，五至为虚，四至损怯，六至平和，号曰无疾，七八至轻，九十至剧。

卷　三

色　诊

　　人之五官百骸，精明华泽者，神为之。神者，色之旗也，神旺则气旺，神衰则气衰，神藏则色藏，神露则色露。《内经》最重色诊，以五色命脏，青为肝，赤为心，白为肺，黄为脾，黑为肾。五脏所生荣于外者，生于心，如以缟裹朱；生于肺，如以缟裹红；生于肝，如以缟裹绀；生于脾，如以缟裹栝蒌实；生于肾，如以缟裹紫。又曰：精明五色者，气之华也。赤欲如白裹朱，不欲如赭；白欲如鹅羽，不欲如盐；青欲如苍璧之泽，不欲如蓝；黄欲如罗裹雄黄，不欲如黄土；黑欲如重漆色，不欲如地苍。色见青如翠羽者生，赤如鸡冠者生，黄如蟹腹者生，白如豕①膏者生，黑如乌羽者生；青如草滋者死，黄如枳实者死，黑如炲②者死，赤如衃血③者死，白如枯骨者死。此其分别五色之夭泽，可谓详尽矣。犹未及于病色也，则曰：黄赤为风，青黑为痛，白为寒。黄而膏润为脓，赤甚者为血，多赤多热，多青多痛，多黑为久痹。多赤、多

①　豕：猪。
②　炲：烟气凝积而成的黑灰。
③　衃血：瘀血。

青、多黑皆见者，寒热。身痛而色微黄，齿垢黄，爪甲上黄，黄疸也，安卧小便黄赤。脉小而涩者，不嗜食，其色散驹驹①然，未有聚；其病散而气痛，聚未成也。沉浊为内，浮泽为外。色粗以明，沉夭者为盛。色上行者，病益甚；色下行如云彻散者，病方已。色从外部走内部者，其病从外走内；从内走外者，其病从内走外。犹未确指其脏与所见之部也，则曰：肝热病者，左颊先赤；心热病者，额先赤；脾热病者，鼻先赤；肺热病者，右颊先赤；肾热病者，颐②先赤。肺病者，喘息鼻张；肝病者，眦青；脾病者，唇黄；心病者，舌卷短以赤；肾病者，颧与颜黑。赤色出两颧，大如母③指者，病虽小愈，必卒死；黑色出于庭，大如母指，必不病而卒死。然犹惧其泥于五色，不足以赅④变也。则曰：必先度其形之肥瘦，以调其气之虚实。形弱气虚死；形气有余，脉气不足死。脉气有余，形气不足生。形气相得，谓之可治；色泽以浮，谓之易已。形气相失，谓之难治；色夭不泽，谓之难已。阙中薄泽为风冲，浊为痹，在地为厥。尺肤滑而泽脂者，风也；尺肤涩者，风痹也；尺肤粗如枯鱼之鳞者，水泆饮也；尺肤炬然，先热后寒者，寒热也；尺肤先寒，久大之而热者，亦寒热也；尺肤热甚，脉盛躁者，病温也；尺肤寒，其脉小

---

① 驹驹：分散貌。见《灵枢·五色》。
② 颐：指面颊下腮部。
③ 母：通"拇"。《说文通训定声·颐部》："母，假借为'拇'。"
④ 赅：包括。

者，泄少气。掌中热者，腹中热；掌中寒者，腹中寒。鱼上白肉有青血脉者，胃中有寒。又出察目一法，曰：目赤色者，病在心，白色在肺，青色在肝，黄色在脾，黑色在肾。黄色不可名者，病在胸中。面黄目青、目赤、目白、目黑者，皆不死；面青目赤、面赤目白、面青目黑、面黑目白、面赤目青者，皆死。犹惧察脉者之不能合色也，曰：色脉与尺之相应，不得相失也。色青者，其脉弦；赤者，其脉钩；黄者，其脉代；白者，其脉毛；黑者，其脉石。见其色而不得其脉，反得其相胜之脉则死，得其相生之脉则病已。脉小色不夺者，新病也；脉不夺色夺者，久病也；脉与五色俱夺者，久病也；脉与五色俱不夺者，新病也。举之如此其详，辨之如此其精，则色诊之所系，诚大且重矣。后贤惟仲景最得经旨，其言五色之善恶，既原本《内经》篇文，言目正圆者，痉不治。又从《内经》察目法推出，曰：面色青为痛，黑为劳，赤为风，黄为便难，黄而鲜明者有留饮，较经文面黄云云为加详。又补出察鼻一法，曰：鼻头色青，腹中苦冷痛者死；鼻头色微黑者，有水气；色黄者，胸上有寒；色白者，亡血；色微赤非时者，死。又补出久病之色一层，曰：肺热病者，色白而毛败；心热病者，色赤而络脉溢；肝热病者，色苍而爪枯；脾热病者，色黄而肉蠕动；肾热病者，色黑而齿槁。据实指示，为后学开辟奥窍，亦正欲使后人即外著之形色，以辨难见之病情，相机挽救，嘘枯泽槁，无有夭札。

则色诊为临症第一要义，不可不精熟而融会，神明而变通。平时既习其义而得其要，斯临事乃触于境而了于心，固未可疏忽，亦未可拘执。色诊之重且大，《伤寒论》所谓：望而知之，谓之圣也。史称越人见齐桓侯，知其病在腠理，在血脉，在肠胃，至在骨髓，则望而却走，五日桓侯死。越人之知病所在者，岂非因其神色，知其精气？故能辨其表里次第之所害。色之所系，不诚重大，欲为司命以拯危而扶绝，安得不专致以求其事？且夫失睡之人，神有饥色；衰亡之子，神有呆色，气索①故神夺也。幼孩将发痧痘之时，壮火内动，两目先见水晶光，邪盛故色变也。即浅且近者，征之神色之间，所系诚大且重，辨之不可不早辨矣。

舌　苔

舌根心脾肾三脏之阴，司肠胃传化之变。外淫内伤，脏腑失和，则舌上生苔、或无苔、或刺裂，最为临症时确据。白苔及白滑者，风寒与湿也；滑而腻者，湿与痰；滑腻厚者，则湿痰与寒；薄白如无，则虚寒；但滑腻不白者，湿与痰也；两条滑腻者，非内停湿食，即痰饮停胃。白如积粉则湿热，或痰热也；感冒时气，时有此苔与白苔，作寒论者大异。薄黄为热，黄腻为痰热、湿热；黄腻

---

① 索：尽。

垢则湿痰秘结，腑气不利，食滞亦时有此苔；焦黄则热甚，宜清宜下。舌绛色而润，为虚热；绛而干，为实热；绛而刺，为热盛；绛而光，为阴液不足。光燥裂，为阴液大伤；但裂不光绛，为胃阴不足，痰热凝结；剥蚀而糙干，为阴虚；剥蚀边有腻苔，为湿痰停积。蓝色苔，为湿热郁蒸；黑苔而燥，为痰热；黑润苔，为虚寒夹湿；灰色苔，为湿食停积。病变虽多，大要不出此数条，神而明之，是在临症者之参酌。

上古不言舌苔，言之自仲景始，《伤寒论》中数数申明，以伤寒变幻极多、极疾，尤难于杂症也。风寒湿初中皮毛也，则为白苔；寒湿本阴邪，白为凉象，故苔色白；仲景以为表症，立和解法，禁用攻下，以邪在表，不宜攻里也。温病、热病始起，舌滑而薄白，或始起即绛色，以温热病皆里先郁热也，故宜用清，甚或用凉，切忌用辛。有白苔中兼薄黄，邪入胃腑也；白苔中兼黑色，邪传少阴也。满舌一色为一经症；边白与中间白，俱传经症。如从根至尖，直分两条者，则合病；与夹阴寒症合病，则白中兼两条黄；阴寒，则白中兼两条黑润或兼灰色。从根至尖，横分两三截，苔色不一者，是并病症也，故尖白根黄或根黑，或半边苔、灰苔滑，皆半表半里症；但看白苔之多少，白色多者，邪尚多，宜清解，或表里并用；若黄黑灰多，或生芒刺及黑点干裂者，则里热已结，急宜用下以清里。有苔白而滑厚者，寒饮积聚膈上也，每于十三四日过经时，忽然生变，最宜先时谨防；脏结症亦有此苔，观《伤寒论》自知。

黄苔多主里实，滑厚而腻者，为热未盛，结为定，在冬时尚未可遽用攻，夏月才见黄苔，即当用下，以夏令伏阴在内，里热即炽，而苔不遽燥，虽滑厚亦未可信。如黄而燥，或生芒刺、生黑点，中心瓣裂，则无分何时，皆当速下，以存阴液。有根黄而尖白不甚干，短缩不能伸出者，痰挟宿食也，亦宜用下。痰饮水血诸症，舌多不露燥象，不可因其未燥而疑虑误事。阴寒夹食，亦多黄而不燥，然黄则实象，总宜急下，但下法微有分别耳，有苔黄厚而舌中青紫，甚则碎裂，口燥而舌不干者，此阴寒夹食也，亦宜斟酌急下之。

邪热传里，火极反兼水化，则为黑色舌。热结燥实，津液焦灼，少阴真水垂涸，此最凶象，宜急攻下其热滞，以存一线之阴。或兼芒刺燥裂隔瓣者，须用新青布蘸薄荷汤湿润，揩去刺瓣，看舌上色红者可治，急下之；若刺瓣下仍黑色者，则肾阴已竭，脏色全露，法在不治。有苔黑腐烂者，为心肾俱绝；舌黑而卷缩者，为肝绝，皆不治。有黑薄而润，或滑者，为阴寒；有始病即舌心黑色，非由白黄变化，舌转瘦小者，为真脏中寒，此并寒水凌心，肾色外见，急宜用温，稍缓则误事。有中黑而枯，并无积苔，边亦不绛，或略有微刺者，为津枯血燥症，急宜养阴生津，误用攻下或温经，皆必死。有中间一条，或拇指大黑润浮苔，两边或黄或白者，两感症也。凡苔黄黑白杂见，或中燥边滑，或尖干根润，皆并病、合病，寒热不和之候，大抵尖黑稍轻，根黑、全黑则死。夏月中暑，多有黑舌；湿痰郁热，亦有黑滑腻厚舌，又不可与传经症同论。灰黑色舌者，足三阴杂病，而太少为多；始自白苔，渐黄而灰黑者，为传经症；或生刺点燥裂，不拘在根、在尖，并宜急行攻下。有淡灰色中起深黑重晕者，为温病热毒瘟疫症，急宜凉膈、双解等清中逐邪。有舌灰而润，并无苔，更不变别色，始病即见，非由白黄渐变者，为夹食中寒及停饮蓄血症，当用消、用温、用燥、用攻，因症而治。又有屡经汗下，而灰黑不退，或滋润，或不润亦不燥者，脉必虚微无力，此因汗下太过，伤阴使然，宜急救阴津，固不得用硝、黄，亦不可用姜、附。

有满舌明红，并无他苔者，为绛色，心之本色也。温病、热病、瘟疫及伤寒邪热内传，三焦熏灼，心胞先受热蒸，则本脏之色见，治宜清心存阴化热。红中兼有白苔者，更感非时之寒也；红中夹两条灰色者，湿热兼夹寒食也；兼黑苔者，邪热传入少阴也；兼黄黑有芒刺者，邪热入腑也。有紫黑斑，或外症兼发斑者，心胃热极也。起白疱点者，心脾热灼也。若红色柔嫩，望之似润，而实燥干者，数行汗下，津液告竭也，病多不治。

有紫如熟猪肝色，上罩浮滑苔者，邪热传里，表邪未净也，既不可下，又不可表下并用，法宜清中以解外。若全紫光暗，并无浮苔者，阳极似阴也，多不可救，急下之间，有得生者。有淡紫带青者，为直中阴经症，治宜用温。有紫苔中心带青或灰黑，下症复急者，热伤血分也，宜微下之。酒后中寒，及痰热郁久者，往往见紫色苔。

有舌滑中见蓝色苔者，肝脏本色也，邪热传入厥阴，阴液受伤，脏色外见，深而满舌者，法在不治；如微蓝而不满舌者，法宜平肝息风化毒，旧法主用姜、桂，然邪热鸱张①，肝阴焦灼，逼其木脏之色外见，再用姜、桂，是抱薪救火也。瘟疫及湿温热郁不解，亦有此舌，感受不正之气，蒸热不解也，治宜芳香清泄。湿痰痰饮症，亦有舌满滑腻，中见蓝色者，为阴邪化热之候，法宜清化。

有舌厚腻如积粉者，为粉色舌苔，旧说并以为白苔。其实粉之于白，一寒一热，殆水火之不同道。温病、热病、瘟疫时行，每见此舌，并外感秽恶不正之气，内蓄伏寒化热之势，邪热弥漫，三焦充满，与热在阳经者异，与脏热燥实者亦异，治宜清凉泄热。粉苔干燥者，则急宜大黄黄连泻心汤等，甚或硝、黄下之，切忌拘执旧说，视为白苔，则大误事矣。

---

① 鸱张：像鸱鸟张翼一样，喻嚣张。鸱，鹞鹰。

卷　四

总　论

　　凡病之来，不过内伤、外感与不内外伤，三者而已。内伤者，气病、血病、食伤病、劳力病、喜怒忧惧悲恐惊七情病是也；外感者，风寒暑湿燥火六气、疫疠不正之气也；不内外伤者，跌打损伤、五绝之类也。陈无择本此意作《三因方》，最得医之要领。然其因有三，而其变端则有寒、有热、有虚、有实、有表、有里、有阴、有阳，其治法则有大小缓急奇偶复七方，宣通补泻轻重滑涩燥湿十剂。而临时制宜，尤贵变化引申，不可稍涉拘泥。如外感之邪，自外而入，本宜泻不宜补，亦有元气素弱，药虽外行，气从中馁，邪不能径出，古昔表剂之参苏饮、败毒散，和剂之小柴胡、白虎汤，皆兼用人参辅正气，以领邪外出，此泻之中兼有补也。内伤之病，自内而发，本宜补不宜泻，亦有微邪潜伏，用补反多窒碍者，古昔阴虚之六味，阳虚之四君，皆补中参泻，而益胃益气，且补泻并用，邪去则补愈得力，此补之中兼有泻也。又有水似火、火似水，虚似实、实似虚，谓为似症，尤不可不细辨。大法燥渴而消水喜冷饮，烦躁转侧不定，尿短赤、或闭，便闭，脉三候皆弦数滑，此热也；不口渴，或渴而不能饮，饮喜热，手足厥冷，尿清而长，便溏，脉沉微而迟，此寒也。病无汗，腹胀不减，减不足言，痛拒按，病新，脉实有力，此实也；病多汗，胀时减，痛喜按，得热痛稍止，病久，脉虚无力，此虚也。发热恶寒，头痛胀，鼻塞，舌苔薄滑或白，脉浮弦或浮缓，此表也。潮热晡重恶热，腹痛口燥，舌苔黄或绛刺，脉沉或数实大，此里也。热者、实者、在表者皆为阳，寒者、虚者、在里者皆为阴。寒邪客表，阳中之阴；热邪入里，阴中之阳；寒邪入里，阴中之阴；热邪实表，阳中之阳。而阴不足似阳，阳不足似阴，则又不同，如脉数无力、不耐重按，虚火时炎，口燥唇焦，内热便结，气逆上冲，此有似于阳而实阴虚也；脉大无力、不能久按，形疲神倦，唇淡口和，肌冷便溏，饮食不化，此有似于阴而实阳虚也。寒热虚实表里，为凡病之要领；而阴阳两条，又为寒热虚实表里之要领，辨之详明，则病无遁情矣。其有热症，而反喜热饮者，同气相求也；有寒症而喜冷饮却不能饮者，假渴也。有热症而大便溏泻者，挟热下利也；有寒症而大便闭而硬者，阴结也。有热症而忽然昏沉，浑身战栗，手足厥冷者，热深厥亦深，热微厥亦微也；有寒症而反烦躁，欲坐卧泥水中者，阴燥也。有头面炎赤，躁扰不安，脉豁大而空者，阳欲脱也。此又阴阳变化之理，辨之不可不早辨也。

杂症四法

天地严厉肃杀之气，莫甚于寒，其乘人之虚而直中经脏者，则曰中寒。有恶寒厥逆，口鼻气冷，面色青暗，指甲脱色，冷汗自出，呕吐泻利，或腹中急痛，脉伏神沉诸象，阴寒猝乘，阳气欲绝，宜急用温热以回阳，若真武、理中皆紧要法，而参以辛通之味，尤为易达；其或阴盛格阳，药不能进者，则用白通法反佐以取之，或药成滴入黄连汁少少许亦可，此直中之治法也。若夫冬令不谨，感受风寒，或四时感触非时暴寒，毫毛毕直，肌肤粟起，恶寒发热者，则宜温解温散；兼挟寒痰者，则用开豁；兼伤冷食者，则用消化；寒闭不通，腹中胀痛，宜辛温通之。酷暑蒸热，外受风凉，内停水液①，阳气遏抑，宜辛散辛通，先治其标。风湿相搏，骨节疼胀，宜苏、藿、苍、朴，理湿兼疏风。古人虽言湿症不急于汗，然非风药，湿必不解，不必泥古自误也。其有筋惕肉瞤②，身振振动者，过汗亡阳也；有头面炎赤，燥扰不安，脉大而空者，过汗戴阳也；有真元虚竭，阳浮于上，头面炎赤，本虚阳越也；有病仅数日，寒不成寒，热不成热，并非误治，而脉豁大空虚，气急神扬者，元阳衰脱也；有身热目赤，得水不饮，大躁欲卧地上，脉洪大无伦者，阳越欲脱也。不得疑为风邪袭络，不得疑为邪热怫郁，不得疑为燥屎生热，宜大剂附、桂刚药以镇浮阳，甚或参用参、术温补兼施，而垂绝之阳或可复延于一发，此皆外感之治法也。寒水上

---

① 液：原为"叶"，据文义改。
② 瞤：（肌肉）抽缩跳动。

泛，停饮喘逆，脾阳亏弱，水湿满胀，命火衰微，便泄食少，以及卫阳不足，气怯畏凉，肝肾亏损，腰膝酸弱，或温通中焦，或温固下焦，或病在脾而不专治脾，惟培养命火以生土；或病在肺而不专治肺，惟收摄肾气以镇浊阴，治虽不一，皆宜以温为主。然而素禀阳虚气弱，真火本衰，又感客寒，或积风寒，非得温热重剂，病必不去；若平素火旺，不宜辛燥，或曾有失血劳热，即中新寒，亦不宜遽用温药，致犯宿忌，此素体之寒与热当辨也。受寒重者，非温不解；受寒轻者，过热则亢；且寒而体实，温剂已可奏功；寒而体虚，必兼补正，温乃得力，此症之当辨也。冬令冱寒，用温不妨满量；夏秋之间，温剂不过三五成即止，酷暑更宜斟酌；又有时在盛暑，而虚寒极重，非温补重剂不为功；且有冬令亢燥，客阳不伏，虽感新寒，亦不宜多用辛温，此时之当辨也，或温中兼散，或温中兼消，或温中兼开，或温中兼补。椒、附、姜、茱，本性燥烈，为积雪严寒，开冰解冻之圣剂；芪、桂、芪、术，本性温和，为春阳和煦，嘘枯荣生之神剂；而桂、附均刚药，可暂用不可久用，此用温之当辨也。至于伤寒邪热，神色昏沉，脉反细涩，肢反厥逆，近之无声，望之似脱，不渴不饮，此热极似寒，火亢为水，误以阴寒厥逆之法治之，药入即毙矣。又有郁热内蓄，反恶寒龁①齿；湿热阻

医
悟
———
三
二

---

① 龁：牙齿相磨切。

隔，反肌肤冰冷；中暑气弱，脉虚冷汗；燥气刑金，痿弱足冷者，皆内实热而外显寒象，不得概云寒者温之，以致变症蜂起，扼腕莫救也。

六气之邪，不独风暑燥火为热也，即阴邪如寒与湿，积久郁蒸，亦化为热，热而无以清之，则吐衄、斑黄、狂乱、厥逆，诸症蜂起矣。清之法不一，燥热内积，风寒外束，则散而清之，经所谓"火郁发之"也；暑热伤气，则以甘平养气为清，前人多宗东垣清暑益气汤，然气有余即助火，且暑邪内蕴，经隧易塞，不如以调气为养气也；湿郁蒸热，则用散、用渗、用下以清之，经所谓"开鬼门，洁净府，除陈莝"也；燥热内结，则以润为清，导其热下行，而内腑自安；伤食积热，则以消、以攻为清，燥滞去而热自清也。若夫伤寒传入胃腑，自汗口渴，面垢谵语，饮冷消水，则宜白虎汤，甚或犀角大青汤。燥屎不下，炽热向暮转甚，谵语神乱者，则宜改用下法；或汤药不受，入即吐出者，阳盛格阴也，以姜汁一字①为引，或姜制黄连反佐以取之，所谓寒因热用也，此皆外感中之清法。七情郁结，气火蒸发，或外表微热，或表不热而烦苦，莫可名状者，此内伤虚火，前人治以越鞠、逍遥等方，不知气与血相附丽②而生成，气火即盛，阴血无不消耗，且少火

---

① 一字：古时用唐代"开元通宝"钱币抄取药末，填去一字之量。
② 附丽：附着。

生气，壮火即食气，乱气狡愤①，太刚则折，正气反馁，惟用调和为中治，辛烈疏散则伤阴泄气矣。治法气虚者宜平补，血虚者宜滋养，气血协于平中，虚火自平而不动，此以调和为清之法也。真阴不足，火上炎者，固宜壮水以镇阳光；真阳不足，火上炎者，则宜引火归原，导龙入海，非以火济火也。火由外感，假于热邪而成有形之火也，得水则减，故可治以水；火由内伤，无形之火，似火而实非火也，元阳内虚，扰乱不安，易感妄动，如龙雷之腾越，口渴神烦，见证极似外火，然外强中干，火愈越而阴愈耗，阴气竭而阳失所依，遂致欲潜藏而不得，清凉苦寒，非惟不足制火，反戕②垂绝之阳，速其奔亡而不返，惟同气有温煦之性，厚重之力者，引其散越之势，复归窟宅，浮阳始渐次安静，不致轻易扰动。前人有专用参、桂而效者，以其真阳浮越也；有专用六味而效者，以其真阴耗竭也，此皆以补为清，非如治外感以清为清也。然即以清论，亦当先审其人之本体，平昔壮实，热势熏灼，用清法治，固不待言；如气质素亏，禀受本偏于寒，饮食减少，脏腑薄弱，以及新产后、房室后，均宜酌用清剂，中病即止；或余热未净，则以平剂治之，庶得用寒远寒之意。病有清之而不去者，真水竭也，王太仆言：大热而甚，寒之不寒，当滋其肾。肾者，天一真水也，真水充

----

① 狡愤：狡戾愤懑。典出《左传·僖公十五年》。
② 戕：损害。

足，灌注滋溉，热自不能为患，奚必①任用苦寒，徒伐生气。夫外感之火，尚当滋水治之；内伤火炎，不宜徒任清法，更可知矣！且夫清法固不可专用，更有似火而实于火相反者，如阴虚劳瘵，日晡潮热，与夫产后血虚，发热烦躁，其外貌极似白虎症，而实壮补阴血症也。命门火衰，浮阳上泛，面赤神浮者，参桂龙牡潜阳症也，宜急用大剂收摄阳气，稍迟则汗脱，而不可救矣。外感中有阴盛格阳，面赤狂躁，欲坐卧泥水中，或舌黑而润，或脉反洪大，鼓击指下，按之豁然而空者；或渴欲饮而不能饮，或饮热汤以自救者，真武救逆症也，此皆虚阳欲绝，扰乱惊狂，援救稍缓，尚恐不及，况昧于疑似之际，漫曰热者寒之，其覆亡可立而待矣。

经曰：坚者削之，留者攻之，结者散之，客者除之，上之下之，摩之浴之，薄者劫之，开者发之，适事为故。此后人消法所仿也。《内经》止言积，详于脏腑论者，止伏梁、肥气、奔豚三症。《生成论》以为积气，谓之心痹、肝痹、脾痹、肺痹、肾痹。至秦越人始称：积者，五脏所生；聚者，六腑所成。积有常，而聚无常。又益以痞气、息贲两症，而五脏之积详备，阴阳脏腑所因亦分析而不混矣。然《内经》惟《腹中论》以为裹脓血，《始生》篇以为多饮食、力过度，《生成》篇有醉而使内、疾使四肢、

---

① 奚必：何必。

沐浴清水三因，其他则以为六淫所感。今以所见揆之，则不止此，痛有定所不散者，血也；忽聚忽散者，气也；得食则痛，嗳腐吞酸者，食也；先足肿，后及腹者，水也；先腹满，后及四肢者，胀也；有块按之而软者，痰也；痛引两胁，咳而吐涎者，停饮也；当膺隐痛，咳吐腥臭脓血者，肺痈也；痛当胃脘，呕脓者，胃脘痈也；脐痛，小便如淋，转侧作水声者，肠痈也；寒热痛着一处，饮食如常者，外痈也；癖嗜甘甜异物，饥则作痛，唇上下有白斑点者，虫也；腹中如有物动，痛不可忍，瘀血结为蛇瘕、鳖瘕也，否则误饮池水，误食宿食，中蛇虺虫豸①之毒也，近岭南则虫毒也；喉痒咳剧痰红，抑抑不乐，畏见人，劳瘵生虫也。疝，如弓弦，筋病也；癖，则隐僻，或附骨节、或附腹内，大气不到之隧也；癥，则有块可征，积类也；瘕，则时见时隐，痞气之类也。少腹胀如汤沃，小便涩者，胞痹也；痛引睾丸，疝也；妇人经自行，而腹块渐大，如怀子者，肠覃也；经停非妊，而腹渐大者，石瘕也。至于湿热下注前阴，为阴菌、阴蚀、阴挺、下脱、茎腐；注大肠，为痔漏、悬痈、脏毒，虽非积，而亦由积渐以成，均宜辨所因以施治。古人治积有初、中、末三法，始初邪气未坚，正气尚充，虽虚体亦可任攻伐，宜以消法，直捣病所，不得徇疑虚之见，游移养患，若始初疑

---

① 蛇虺（huǐ灰）虫豸（zhì至）：蛇虺泛指蛇类，虫豸为小虫的通称。

卷四

三七

畏，至病气深而元气弱，始谋划除，反欲攻而不可攻矣，故攻克直达，初治也；积聚既久，元气不和，或乘以湿热，或流为虚寒，则逐邪必兼扶正，攻药不妨与补药并用，此中治也；块消及半，则从末治，但调气和血，宣通经络，使荣卫流通，则大气所至，积聚自然消化。始初之攻，即大积大聚可犯之意也；末始之调和，即衰其大半而止之意也，此审邪正虚实之微旨也。然而邪正虚实之疑似者，尤不可不详辨。水湿胀满，瘕痞坚硬，固宜分消、攻消矣，若元气虚弱，土亏水乘，至于气日虚、隔日满，则《经脉》《水胀》篇所谓鼓胀也，鼓者，腹皮膨急，中空无物，如鼓之状。夫天下之至厚、至实者土，土至中空，其崩颓已可坐待，就令培固之、填实之，尚恐未足以保全。使比于蛊症，轻用消导，或知其不任攻伐，消中稍参调护，均不免于终败。虽中虚得补，转至壅满，疑似之间，明眼且为所惑，然培补中参调气法则可，徒用消法，百中无一能济也。又有真阳大亏，火不生土，反似有热者，此非温暖命门不为功，不得以其似火，而游移贻误也。

补法之寓于温凉消法中者，既举其大略矣。人生禀受有厚薄，体质即有强弱，阴阳气血即有偏毗①，毗于阳与气，则阴与血虚；毗于阴与血，则阳与气虚，虚而无以补之，则虚者愈虚矣。奔走操劳损形体，情欲思郁损神志，

---

① 毗（pí 皮）：增益。

损而无以补之，则损者愈损矣，大虚大损，大命将倾，虽欲苟延时日，乌可得耶？血属阴而气属阳，人之所习闻也，而气实兼赅阴阳两端，肺气虚者，宜参、麦、川贝、毛燕①，清以养之；心气虚者，宜丹参、枣仁，和以养之；肝肾阴气虚者，宜地、芍、茯、牡，柔润滋养；脾肾阳气虚者，宜参、茸、附、桂，温固煦养。且阴虚者阳必亢，则养阴必兼抑阳；下虚者上必壅，则纳下必兼和上；中虚者腑必伤，则建中必兼实腑，此补气之大略也。补血之法，有兼养心者，血生于心也；有兼养脾者，血统于脾也；有兼养肝者，血藏于肝也；有兼养胃者，阳明为多血之经，而妇人则阳明为奇经冲任之冲路也。阴伤则阳无所丽②而妄越，故治血必先镇阳、潜阳；血伤则气泄而欲脱，故补血必兼补气。失血后宿瘀未净，留停将致他变，则生新必先去瘀。常见血家急于截止，瘀停化热，渐至晡热，气怯干咳声嘶，损症成而不可救；妇人留瘀未净，渐至痰红经闭，潮热肉削，流为败症。当其初病者，既挟一虚见，医亦从而附和之，沙参、麦冬、玉竹、阿胶，千篇一律，以致非虚损者，悉以虚损，终乃曰病不可治，噫！病岂一起，即不可治耶？古人有正补法，如损其肺者，益其气；损其心者，和其荣卫；损其脾者，调其饮食，适其寒温；损其肝者，缓其中；损其肾者，益其精是也。有补其

---

① 毛燕：燕窝的一种。
② 丽：依附。

母以及子法，如肺虚补脾，脾虚补命门，心虚补肝，肝虚补肾，肾虚补肺是也。有隔二隔三治法，如心虚者补肾，肾气充实，不致妄动而凌心，则心气得安；肝虚者补肺，肺气清肃，一身之治节舒畅，肝气安而升降有常，条达流利是也。有中补法，如肺脾同病，肺喜清肃，脾喜和悦，治脾则肺燥，治肺则脾滑；又如肝胃同病，肝喜滋润，胃喜流畅，顾胃则肝阳亢燥，顾肝则胃气呆滞，是皆宜用不偏不倚之治，使本脏气和，乃渐进培养大药。有峻补法，如元阳微弱，阴液枯槁，非大剂参附、大剂参麦不能挽回一线之险，稍事游移，药虽善亦无及矣。又有隐曲，或有郁结，则补中必兼和畅；禀质或兼痰湿，则补中必兼疏理，此皆在临时斟酌，非可执成法，以印定心目。

卷 五

中 风

中风有外感实证，即伤寒六经病与寒风直中，宋以前所谓中风也，其治法详在伤寒条矣；有内伤兼虚证，即痉眩、厥脱、痹痿、杂病也，所因有痰、气、虚、火之不同，其始发必兼五脏之风。脏风者，脏真亏损，虚阳妄煽，有似乎风，固非外风，亦并无所谓内风，此宋元诸家及今世所谓中风也。始详于《金匮·中风》篇曰：邪在皮肤，络脉空虚，正气引邪，喎僻不遂；邪在于络，肌肤不仁；邪在于经，即重不胜；邪在于腑，即不识人；邪在于脏，舌即难言，口吐涎。分别表里浅深，为后世言中血脉脏腑者所昉始①^{节斋、肯堂、士材}。《千金》引岐伯云：中风有四，风痹、偏枯、风痱、风懿。风痹用附子散等，偏枯用八风汤等，风痱用竹沥饮子等，风懿用独活汤等，方治灿②备，后人得所效法。然大致风药为主，是宋以前中风之治，非宋以后中风之治。治今日之中风，固宜知为类风，尤宜审其所因，因于痰，宜清化；因于气，宜开达；因于火，宜平降；因于虚劳，宜补养。瘛疭反折，喎引痉

---

① 昉（fǎng 仿）始：始于。
② 灿：明白。

类也，宜祛风养血；旋晕昏愦眩类也，宜化痰平肝；麻木瘫痪痹类也，宜理痰湿、和血疏风；肢堕体弱痿类也，宜理湿清热。牙紧目合，痰壅气塞厥类也，宜豁痰开窍，急进牛黄丸、至宝丹；其兼风兼忤①者，则用苏合香丸；若眼合神昏，自汗不语，甚而遗尿，直视头摇口张脱类也，急用大剂参附姜桂，以挽垂绝元气。夫垂绝之时，元气告竭，十中本难一效，非急进大补不可。若病在经络，或将入腑之时，固不可泥古而用风药，亦当审症论治，不宜骤用腻补，并不宜过用温热。每见舌强语涩，偏废抽搐之时，猜疑虚弱，遽进温补，遂致痰留气滞，重则不起，轻成废疾，既误之后，虽有明哲，病已深痼，无从为力矣。然而言中风者，虽今古殊途，中风症虽有虚实内外，其当息风敛神平肝，则一也。自《金匮》侯氏黑散、风引汤外，知此义者盖少，或且以为金石药非病所宜，岂知石药之功，固风门所重赖，惟唐以前人知之，惟唐以前人能用之也。

瘛疭反张　风邪乘虚挟痰，攻入经络，则反折挛急，古方用小续命加减，《千金》治口噤角弓，用仓公当归汤，皆为体实者设，若营虚或老年，大宜斟酌。大法风痰热盛时，祛风导痰汤加钩藤②、蝎尾，甚或加羚羊，营虚加归、芍，气虚加参、芪，佐以风引汤方。此症与痉症同，《伤

---

① 忤（wǔ 五）：逆。
② 藤：原作"勾"，据文义改。

寒论》汗太多致痉、下之成痉、疮家汗之痉三条，并由血虚中风，亦由营血不足，风邪得乘隙而入，治法祛风化痰中，必兼和血，始周匝无憾，惟不得妄用温补耳。

旋晕昏愦 素禀肝旺，木火易动，或操作、或急行、或失睡、或盛怒，虚阳上越，痰热乘之，扰乱清阳则眩晕昏仆，治宜导痰汤加天麻、石决、龙齿、石菖蒲，怒火加连翘、川连。

麻木瘫痪 湿壅则麻，血瘀则木，或痰湿、或瘀阻格，气血不行则瘫痪，治以防风汤。麻加独活、秦艽、茯苓；木加红花、炒当归、桃仁、新绛、赤芍；热加羚羊、桑枝；寒加桂枝；气短弱者加参。又再造丸、大活络丹，用之亦有验。

㖞引口噤 阳明湿热，痰热久蒸，阴液消耗，筋脉失涵，热盛生风，风淫煽引，故㖞僻，甚则噤不能开。有受暴风寒，亦㖞引口噤者，寒邪外束，热不得泄，故发愈甚而且暴也。挟热者，竹沥饮去桂、附；感寒者，先用姜汁一、竹沥二，去葛汁服；痰甚加竹黄、竹茹、胆星；血虚加丹参、归身。体盛痰热实者，凉膈散加黄连泻之。

语涩不语 《千金》云：肾络胞络，内绝不通于上，则喑①；肾脉不循喉咙，则不能言，治以地黄饮子。然此症必夹痰浊，又必胃风上煽，桂、附、巴戟刚性，五味酸

① 喑（yīn 因）：不能说话。

敛，并宜除去；别加入丹参、磁石、竹沥。有心气郁结，脉不上承者，治宜祛风定志汤；有脾气不致①者，解语汤去附子，加菖蒲、天竹黄、丹参；有惊痰堵塞者，正舌散加薄荷、菖蒲、远志、竹沥、牙皂灰；热加酒连。

肢体不举，足膝痿弱 有湿痰为患者，五苓散加牛膝、萆薢；有兼肾虚胃热者，宜大补阴加牛膝、麦冬、茯苓。

自汗 痰热旋扰，心营不安，逼而外泄，则自汗，宜当归补血汤加丹参、牡蛎、龙骨、山栀；卫阳不固，腠理自开，汗大泄者，术附汤加参、芪、龙骨、牡蛎、白芍。

痹鹤膝风　历节病　脚气

风寒湿三气杂至，合而为痹。痹者，邪气混杂纠结，气血不通，闭塞而痛也。三气各有偏胜，病形亦遂各异，风气盛者，为行痹，游走不定也；寒气盛者，为痛痹，筋骨挛痛也；湿气胜者，为着痹，浮肿重坠也。治行痹者，散风中佐以祛寒渗湿，风性刚猛燥急，攻注散窜，必损阴血，故当参以补血之剂，血液滋濡，狡獝鸱张之势始敛也；治痛痹者，散寒中佐以逐风祛湿；治着痹者，燥湿中佐以疏风散寒，通用蠲痹汤，随宜加减。其有腿足枯细，膝盖壅肿，时痛时止者，名曰鹤膝风。此三阴本亏，寒邪

---

① 致：达到。

乘虚内袭也，治以虎骨胶丸、独活寄生汤、阳和汤等。此症虽似痛着痹，然痹浅而暂，鹤膝则深而久，就令治法得宜，收效亦殊不易。又有骨节攻痛，甚则热肿，既畏寒凉，又恶温热，昼夜不止，肌肉瘦削，色青火炎者，名曰历节风。此风湿流入筋节，风胜则肿，湿盛则痛也，治以羚羊角散、桂枝白虎汤等。此症虽似行痹，然行痹骤而无常，历节风停留壅结，久而始发也，甚且有痛而发厥者，其重于行痹可知矣。又有腿脚紧痛，时肿时消，寒热壮热，眩晕呕恶者，脚气也。此兼三痹之患，甚且挟厥阴厥气上犯，面赤神昏，有似厥逆者，治以槟榔散等。方书谓脚气始于永嘉南渡①，名曰壅疾，虽体虚禀弱，亦以疏利为先，不得轻行培补，则治痹之法，又非脚气可通行也。

痿

手足疲软而无力，百节缓纵而不收，谓之痿。说者曰：肺者，相傅之官，大气之主，治节出焉。人身之运动，皆由于肺，肺热叶焦，则气无所主而失其治节，故痿躄而手足不随。此本肺热叶焦则生痿躄之文，故专重于肺经。然五脏之热，皆能为痿，如枢折胫纵不任地，非痿乎？口苦筋挛，非痿乎？干渴、肌肤不仁，非痿乎？骨枯髓减，腰脊不举，非痿乎？皮毛虚弱急薄，固为肺热之正

---

① 永嘉南渡：西晋永嘉之乱时，大量人口从中原迁往长江中下游，史称"永嘉南渡"。

痿矣。设脉痿枢如折，则宜治心热；筋痿口苦，则宜治肝热；肉痿干渴不仁，则宜治脾热；骨痿腰脊不举，则宜治肾热。不辨热由何脏，徒清肺金何益？人生大筋十五，小筋三百六十有五，皆系于宗筋，宗筋束骨节利机关，系于胃海者也。胃受水谷之精，上输于肺，旁润宗筋，肺受所输以溉腑脏，宗筋得所润，以注关键，是以气机清肃，筋节灵运，无有疲乏。若胃病而热，津液枯涸，则肺失所输而燥，宗筋失所运而弛，因而痿躄不遂。《太阴阳明论》曰：四肢不得禀水谷气，气日以衰，阴道不利，筋骨肌肉，无气以生，故不用。是则痿躄之原不在肺而在胃，故《痿论》曰：独取阳明也。丹溪原本此意，以为肺居上而主气，脾居中而主四肢，嗜欲无度则水伤，伤则火无所制而刑金，肺受热邪则金伤，伤则木无所畏而乘土，金燥则一身之气伤，土弱则四肢之用失，治法泻南方，则金清得以制木；补北方，则火降不至刑金，通宜二妙加味。湿热佐以清燥汤，湿痰佐以二陈加竹沥、姜汁，血虚佐以四物或补阴丸，气虚佐以四君、黄芪。阴虚无湿，或多汗者，又宜除去苍术，以痿症最忌表散，恐伤阴也。

虚　劳

帝曰：阴虚生内热奈何？岐伯曰：有所劳倦，形气衰少，谷气不盛，上焦不行，下脘不通，胃气热，热气熏胸中，故内热。言乎劳不节而元气重虚也。东垣宗其旨，发补中益气之论；朱丹溪从而广之，以为阳常有余，阴常不足，人之操劳、房室，内损肾元，以致阴虚阳亢者，宜用六味加知母、黄柏，补其阴而火自降，此又以血虚为言也。后人言补气者宗东垣，言补血者宗丹溪，方治即间有出入，皆能补其虚而复于平。然而禀赋之强弱阴阳，因元运为转移，近人生质脆薄，先天真阴本多不足，嗜欲之攻取太早，阳未定而妄动则阳伤，阳伤则阴无所丽而阴伤，浮越之阳，侵蚀其阴不已，则阴愈伤，伤而未竭，犹可从容以补救，重劳之而不自惜，阴真耗而虚劳成矣。目眩、头旋、胁痛、潮热、蒸热，肝阴伤也；膝弱、腰酸、足热、梦遗、气短，妇女经闭，肾阴伤也；食少、便溏、腹痛、体倦，脾伤也；心悸、神烦、自汗、盗汗、多梦、不寐，心伤也；咳呛、咯血、腥血、肺痿、肺疽、咽痛、音哑，肺胃阴兼伤也。未劳之前，本已偏于阴伤，故言补救者急于滋养，不独《金匮·虚劳》篇诸方不当轻用，即补中益气亦于近时虚劳未合，就令苦寒滋腻，于脾胃或有格碍。然亦当用甘平清养，断无以阳药补阴虚之理，此非狃①于时说也。《本经》篇云：五脏，藏精者也。伤则阴伤，阴伤则无气而死，是阴伤本属危症，不得不专意补救。故如张景岳之偏于温补，独于阴虚症，则曰：宜用甘凉醇②静，切忌辛温，阳旺而阴愈消，热甚而水愈涸，则

---

① 狃（niǔ 扭）：拘泥。

② 醇（chún 纯）：同"醇"。

世之以建中治虚劳者，虽曰用仲景之方，实则未窥仲景之旨矣。

　　王安道谓：阴虚，言身中之阴气，非言肾水真阴。又曰：东垣以"劳者温之"，谓温凉之温，欲用温以除内热，又改"损者益之"为温之；又以甘温除大热为经文，而经文并无此言，其议东垣是也，其言阴气未也。人身一阴一阳，五脏阴皆此阴气，肾阴亦此阴气也。谓肾阴为别一阴，是必肾在身外乃可，且离肾阴与阴气为二，是五脏阴各为一阴，阴气又为一阴，此岂可通耶？经文胃热熏胸，其为阴气消耗可知，阴虚故生内热，经义直截，无容多生枝节也。"劳者温之"之"温"，当如"内则柔色温之"之"温"读，固不当解作实字用。《尔雅疏》释：温柔，亦止曰宽缓和柔。若如东垣说，则直以温为辛热和柔，或不碍于劳热，安有辛热能除大热之理？就令经果有此说，尚未可泥古以误今，后况其为伪造耶？千变万化，厘毫不能同者，病也。无论古今运异，南北地殊，即同一病脉，而禀赋稍不同，治法即难同论。况可执老幼强弱，深浅兼感，极万不齐之病人，概以古昔之方治之乎？补中益气，升、柴为中气不足，清阳下陷而设，假令湿痰停阻，满闷恶食，用之岂得无碍？又阴虚食少，气怯形羸，升、柴入则阴火愈甚，气愈怯而促，岂可墨守前说，轻率尝试。原方下亦有阴虚去升、柴之言，是此方原不为阴虚者设可知。学东垣者，乃一概混用，自诩不任阴腻，岂非以暴易暴耶？方书于肝胆经病，及妇科诸条，动辄曰宜逍遥散，本方下云：治血虚肝燥，劳热骨蒸，此诸症皆属阴虚火炎，于柴胡大忌，读本草者，岂其未知？咳嗽乃肝火上腾，金受蒸灼，火方炎上，又用柴胡，是直助纣为虐矣。往来寒热，乃阴阳并虚，更迭间作，非外感之半表里也，既已虚矣，又升泄之，岂非速其死亡？《金匮·虚劳》篇用建中汤，近时有读古者，每信而仿之，不知本文上，一曰：脉沉小迟，手足逆寒，腹满溏泄。再曰：虚寒相搏。至两建中条，并曰里急腹痛。八味条曰：腰痛，少腹拘急。此并虚寒下袭见症，无有内热潮热，咳血烦躁，如近时所称虚损诸症也。原文仅一"虚烦不得眠"，已不用建中，而用酸枣仁，则近之虚损症得遇仲景，断不浪用黄芪、桂枝可知。阴已消耗，阳已怫①腾，若犹用芪、桂，是直抱薪以救火耳，噫！不知古者如彼，读古者如此，医之难言也。

吐 血

暴吐血以祛瘀为主，而佐以降火；久吐血以养阴为主，而佐以保脾。古方四生丸、十灰散、花蕊石散，祛瘀降火之法也；参术膏、柔脾汤、琼玉膏，养阴保脾之法也。然方治尚有未尽，血有外感、有内伤，咳而喘息有

---

① 怫（fèi 费）：隆起貌。

音，甚则吐血者，风寒壅滞肺络也，宜先祛风寒，香苏散加清瘀和血治之；强力耕耘，辇重①奔走，口渴自汗而吐血者，伤暑也，益元散、四生丸合用；中热受燥，干咳痰艰，脉数大而吐血者，燥火刑金也，茜根散、生地黄散、琼玉膏清之，甚者用《局方》犀角地黄汤，此治外感之大略。阴虚吐血者，先用四生丸、十灰散等治其血，佐以生地黄散，血止后养阴清胃，柔肝和血，随宜补救，切忌骤用腻补酸敛，致未净之瘀停留生变；气虚阳越，狂吐不止者，先用童便独参汤治其血，佐以参归汤、参术膏，尤宜参潜藏镇摄之味，使阳气潜藏，血自安静不动；气郁暴怒，肝火积逆，呕血成升斗者，治以丹皮、山栀、郁金汁、石决、黛蛤散、牛膝、茜根等；伤力吐血者，治以泽兰汤，此治内伤之大略。然而治血者有至戒焉，病人固急于止血，旁观亦以止血为第一义，不顾病情，交口督责，凝瘀不去，蕴蒸成热，干咳潮热，渐入虚损，此医之咎也。必先剖明原委，以安其心，清肃瘀积，以除病气，使病去而绝无后患，乃为善治。既吐之后，固当培养，然养阴之中，保肺和胃尤属吃紧，若麦、地、萸、味，率性填砌，驯至②食少气怯，便溏体倦，此亦医之咎也。矫其失而专用芪、术、参、草，以补气建中为事，自谓师法古人，竟不计及病因阴虚内热，遂致已耗之阴，绝无生复之

---

① 辇重：挽引重车。
② 驯至：逐渐达到。

期，气既有余，化为火以食气，气亦孤行而自损，此则谬之又谬者矣。

自汗盗汗

汗者，心之液，化于血，本于阴，动于脏腑之蒸发。《举痛》篇曰：炅则腠理开，营卫通，汗大泄。是凡汗皆由热蒸而液泄也。饮食饱甚，汗出于胃；惊而夺精，汗出于心；持重行远，汗出于肾；疾走恐惧，汗出于肝；摇体劳倦，汗出于脾《经脉别论》。醉饱行房，汗出于脾《本病》篇。所出之脏虽不同，要皆蒸发而后出。卫阳虽疏极，不蒸发，则无所为汗；阴气虽实，既为阳热所逼，亦欲不泄而不得，故分自汗为阳虚，盗汗为阴虚，虽似有理，实强作解事，无当经旨病情也。凡治汗，无论自、盗，并当收涩，亦并当滋清，龙骨、牡蛎、白芍、五味、丹参、枣仁，自、盗汗中，并当收涩，亦并当滋清，龙骨、牡蛎、白芍、五味、丹参、枣仁，自、盗汗中，必用之药，然皆阴药也；单行方浮小麦、红枣、料豆、桃干，亦并阴味，并自、盗汗中，通用之味也。是汗因热逼液泄，不得再用阳药助热明矣。古方用参、术、芪以其汗过气虚，故扶气以防脱，甚而用附子，亦以其气已上越，故以救垂危之元气，岂将以之敛汗耶？噫！知此事难矣。

惊 恐

有因惊恐而病者，如惊则气乱，心无所倚，虑无所归，神无所定。恐则气下精怯，恐惧不解，则伤精，骨酸痿厥，精时自下《举痛》《本神》是也。有因病而惊恐者，如肝虚则善恐怵惕，思虑则伤神，恐惧自失，阳气阴气相搏，故惕然而惊是也《脏象》《法时》《脉解》。因病致惊恐者，当先去其病，挟痰则茯苓饮子、朱砂消痰饮等；挟热则温胆汤、秘验琥珀丸等；兼虚则安神定志汤、平补正心丹等，病去而惊恐自除。其因惊恐致病者，脏气错乱，神志震夺，本根既动摇，痰热得乘其隙而为患，徒安神定志，不祛其乘隙之邪，固不足以去病。且脏神足者，虽有非常意外之事，不能夺其精明，无端而惊且恐者，是神先不足也，尤当兼顾其本。又惊出于忽遽，恐则成于积渐，内志久伤，易于感应，前隙未绝，后变又乘，摇撼在神志，防之且不及防，此则非徒恃草木之功能，在当局之慧力勇敢行之矣。

悸

《内经》无心悸之文，言之者自《金匮》始，《金匮》言悸四条，皆以为水饮挟痰上逆，用半夏茯苓汤、五苓散等。河间则曰：水衰火旺，必烦渴引饮，水停心下则为悸。其言悸同于《金匮》，而火旺烦渴云云，则又添出心虚火炎一层，悸之义由是渐广。大法心气不足，忧思悲伤，易感易触者，气虚也此心气虚，治宜千金定志丸、茯神汤等；阴液耗损，虚火妄动者，血虚也此心营虚，治宜《集验》养心丸、补心丹等；饮邪用《金匮》法，热邪内郁，烦躁时悸者，温胆汤加川连。而肥人多属饮邪，瘦人多属血虚与火凌，此又在临症时详审矣。

眩　晕

经之言眩晕者多端，而大要，一曰上虚则眩《卫气》篇，言本也；一曰诸风掉眩，皆属于肝《至真要大论》，言因也。病变虽多，已足赅举无遗矣。至仲景补以痰饮一条，至丹溪则专注痰火立言，似乎古今歧异，立说各有不同。然而髓海不足，空虚易动，止可为禀赋偏弱者立言，人之身不皆偏弱也，则必有因而病者矣。木化火，火性上炎；木生风，风性善动，风火相搏，旋转动摇固也。而或言头重，或言徇蒙，则必兼有所感矣，此仲景之说，实足补经文未及也。大法眩冒欲厥，脉弱神衰者，香茸八味主之；肾虚浊阴上逆者，加入磁石、牡蛎；风火相搏者，半夏、天麻、白术，甚者加酒炒黄芩；眩冒欲呕者，青州白丸加天麻；劳力眩晕气弱者，六君加天麻、龙齿、茯神；若眩晕自汗，气短脉微，又非大剂参术不能支持，治法固未可执一也。

痰 饮

《金匮》以昔盛今瘦，水走肠间有声为痰饮，而曰：胸胁支满目眩，苓桂术甘汤主之。又以水流胁下，咳吐引痛为悬饮；水行四肢，身体疼重为溢饮；咳逆倚息，短气不得卧，其形如肿为支饮；背恶寒，冷如掌大，胁下痛引缺盆，咳嗽转甚为留饮；膈闷喘咳，背痛腰疼，泣自出，振振身瞤为伏饮。悬饮治以十枣汤，溢饮小青龙汤，支饮小半夏泽泻术防己汤，留饮甘遂半夏汤，证论方治，既详且备。然而水行四肢，体疼且重，饮之在表者也，无论咳满干呕，发热面目肢浮，皆当从溢饮例，治宜香苏散、五皮饮等导之外行；水停心下，水流两胁，水流胸背，皆饮之在里者也，无论悬饮、支饮、留饮、伏饮，皆当从里治，《金匮》故重提小半夏茯苓汤、五苓散诸方。而痰浊挟湿，胁下隐痛，阴晦更甚者，芥子二陈汤加桂枝、旋覆，重者控涎丹；痰浊挟瘀，随气走痛，延久火邪伤血，得热转剧者，控涎丹加椒目、鳖甲；思虑积伤，胃中虚寒，饮聚食减者，生料六君加香砂，或《外台》茯苓；肾虚水泛，痰热上涌者，真武汤。夫痰饮变状最多，每有遍体牵痛，坐卧不安，手足重坠，痹冷脉伏，极似风毒内攻者，实由痰饮留伏心胸也，宜导痰汤加羌活、竹沥、姜汁；有肩背酸痛，四肢痹软，极似风痹者，乃痰饮流入四肢也，导痰汤加姜黄、桂枝。肾为水脏，纳水者也；脾为中土，坊①水者也，停饮成痰，肾已不能容水，脾已不能制水，故论病者，每以温补为治本，然当积水泛滥，浊阴弥漫，不先疏之、导之、渗之，使有归宿输泻，吾恐辛烈太过，寒水化热；阴腻杂进，痰浊凝聚，是直益之疾，而速其毙，又何治愈之可冀哉！

咳　嗽

肺体属金，肺形象钟，钟凭高而中空，最易感触，有叩之者则声作。风寒暑湿燥火六淫之邪，自外击之则鸣；劳欲情志，饮食炙煿之火，自内攻之则亦鸣。欲其不鸣，必先去其所以叩钟者，使徒取其钟磨之、涤之，其叩之者自若也，久之将声转嘶，而钟亦转损矣，治咳者可不省乎？大法风寒初袭，头痛鼻塞，发热恶寒而咳嗽者，用前胡、荆、防、苏叶等以散邪；既散而咳不止，用浮石、蛤壳、杏、贝等清肃肺气；汗多食少者，脾虚也，用异功散加桔梗、浮石等，补脾土以生肺金；中寒入里而咳者，用半夏、款冬、干姜等，温其中以去寒；暑气伤肺，口渴心烦溺赤者，山栀、丹皮、牛蒡、竹叶、通草、滑石等以清泄，重者即竹叶石膏②汤；痰湿胶结，干咳不爽者，枳、桔、蒌、贝、薏仁、茯苓、桑白皮等，以分理湿痰；燥气刑金，干咳无痰者，生地、蒌、贝、竹茹、浮石、黛蛤散

① 坊：同"防"，堤防。《战国策·秦策》："长城钜坊，足以为塞。"
② 膏：原作"羔"，据文义改。。

等以清润，此皆外感之治法也。《咳论》曰：皮毛先受邪气，以从其合，其寒饮食入胃，上至于肺则肺寒，内外合邪，则为肺咳。又曰：五脏久咳，则移于六腑，《内经》之意，本谓脏腑皆令人咳，特扼重在肺胃耳。能辨其内因、外因，不能辨其所中之经，则治犹未也。咳而喘息有音，甚则唾血，乃风寒咳血，肺脏之本症也，治宜蒺藜、桑皮、紫菀、丹参、三七等，疏泄肺壅以止血；咳而两胁痛，不能转侧，属肝脏，宜郁金、瓜子、枳壳、青木香、紫、桔等，理气和络；咳而喉中如梗状，甚则咽肿喉痹，属心脏，宜甘、桔、马勃、黛蛤散、灯心、牛蒡等，清心降热；咳而右胁痛引肩背，甚则不可以动，动则咳剧，属脾脏，宜蒺藜、瓜络、紫菀、新绛、栝蒌、郁金等，以理脾和气；咳而腰背痛，甚则唾涎者，属肾脏，宜橘、半、款冬、苏子、牛膝、牡蛎、磁石等，安肺纳肾；咳而呕苦水者，属胆腑，宜紫菀、竹茹、橘、半、旋覆、赭石等，调和镇定；咳而遗溺者，属膀胱、小肠二腑，宜橘、贝、浮石、桔梗、通草等分理；咳而呕，呕甚则长虫出，属胃腑，宜橘、半、竹茹、苏子、赭石、乌梅、川椒，呕甚气逆，加吴萸、黄连；咳而失气，属大肠腑，宜桔梗、浮石、橘红、牡蛎、白术、白石脂等，安肺和腑；久咳不已，腹满不食，面目浮肿气逆，属三焦腑，宜六君、旋覆、代赭，倍加茯苓，安中润气，此总论内外因杂感之治也。如内伤症，七情气结，郁火上冲者，治以浮石、紫菀、香附汁、郁金汁、贝母、黑山栀、通草等；真阴不足、虚阳上亢，内热脉细数者，治以元参、干地黄、黛蛤散、山栀、贝母、牡蛎等；客邪混合，肺经生虚热者，佐以紫菀少许；病入虚损，或尸虫入肺，喉痒而咳者，更佐以月华丸。然而外感之咳，因于六淫之侵，但去其所侵而咳已可止。阴虚火炎者，必先补其阴，阴足而火始潜藏；气郁火升者，必先调其气，气和而火始敉平①，治法已非一端②矣。若内外合邪，本真凋丧，朝更夕变，补救不给，如虚损之咳，岂医者所能逆计其万全哉？读经者动曰：无实实，无虚虚，而治咳之失，则不失于虚虚，而多失于实实。微邪初中之时，本可轻剂解散，乃或言滋水清金，或言培土生金，以实为虚，自谓治本。未几而干咳痰红，潮热肉削，食减便溏，驯人虚损，不可救药。向令始先咳时，亟行疏解，虽本质不足，而外邪已清，即可渐图调理，亦岂至有意外之变？乃滋腻不应，继以酸敛，至于外内合邪，虽有洞见隐微者，亦欲清肃而不能虚实之分，始初可不详审耶？仲景叙咳嗽与痰饮同篇，明为咳多外邪之显证，今背仲景而别徇私见，又何足云知医事也。

喘哮症治同

《病机篇》云：诸病喘满，皆属于热。意谓热则息粗

---

① 敉（mǐ 米）平：安抚。
② 端：原作"踹"，据文义改。。

而气急也，然而外感寒邪，肺气壅遏，脾肾伏寒，乘虚上凌，皆使喘急，不利呼吸，甚至厥闭汗脱，危起顷刻，虽或虚或实，各有不同，其因寒致喘则一，喘之不专属于热明矣。假如风寒外袭而喘者，辛以散之；直中于寒而喘者，温以通之；热邪传里，便闭而喘者，宜攻；暑热伤气而喘者，宜清；湿痰壅遏而喘者，宜分消；燥火入肺而喘者，宜润降，此皆外感之治法也。七情气结，郁火上冲，猝然喘急者，宜旋覆、代赭、香附汁、郁金汁、山栀、沉香，疏通镇定；肾阳不足，寒水挟痰上泛，不能转侧平卧者，宜橘、半、苓、桂、术、磁石、旋覆、代赭等，温化摄纳，或参以参蛤，甚或参以桂附，则内伤之治法也。抑尤有要义焉，外感之喘，出于肺；内伤之喘，出于肾。喘之始，出纳不利，病责在肺；喘既久，升降不调，病遂及肾。肺主出气，肾主纳气者也。既封蛰其根本，使不轻动；又当疏通其道路，使不壅塞。且根气既伤，虚而易越，固宜着重敛摄，若始初时，兼挟痰湿或寒痰，不先疏化，遽议温补，甚而与以熟地之黏腻，萸味之酸敛，以致外邪深入，侵扰正气，是直闭门留寇矣。

头　痛

头为元阳之首，手足三阳之经并上会于巅顶，内既积阳之精，外又得阳之卫，故六淫之邪无从肆其侵犯。然而阳气足则能御邪，阳气虚则亦为邪所袭，阳邪从阳，风先得而乘之；阳不能自固，阴邪得以陷其隙，则严寒得而乘之；热淫蒸郁，清阳不舒，则暑燥火得而乘之；浊阴阻中，真阳不宣，积阴之气上冲，徇蒙招尤①，则湿亦得而乘之。头痛之所因亦多矣，有偏头风焉，筋脉抽搐，鼻不利，常流浊涕，风热也，清空膏加减；昼轻夜重，痛连眼角，血虚也，逍遥散加减；有雷头风焉，猝然头痛，㶷起核块，头中殷殷②喧如雷鸣，痰火也，清震汤加减；有客寒犯脑焉，脑痛连齿，手足厥逆，口鼻气冷，羌活附子汤、术附汤加减；有胃火上冲焉，脉洪大，口渴饮冷，头筋粗，甚欲呕，升麻汤加减；有痰厥头痛焉，胸膈腻闷，动则眩晕，半夏白术天麻汤加减；有肾厥头痛焉，头重足浮，腰膝酸软，面赤神浮，眩扰欲厥，下虚上实也，阴虚六味丸加减，阳虚肾气丸加减；有破脑伤风焉，风从破处而入，猝然浮肿，抽搐眩晕，防风散加减；有眉棱骨痛，眼眶痛焉，时痛时定，畏见阳光，血虚也，逍遥散加减；痛无止日，近之转剧，目胀不能开视，风热也，清空膏加减。然此诸条，病因各殊，要皆不可为真头痛。头为阳之首，脑为髓之海，外邪本不得而乘，至于邪犯头痛，手足青黑至节，神夺颠仆，此则阳气大虚，不治之候，急宜灸百会穴，羌附汤倍用术、附，以侥幸于万一。阳未消亡，

① 徇（xùn 迅）蒙招尤：目昏眩而头掉摇。见《素问·五脏生成》王冰注。

② 殷殷：形容声音大。

或可挽救，若视为寻常头痛，以轻药与之，不败者鲜矣！

胸　痛

胸膺，膻中之地，属肺之分，为出气之海。风寒壅塞，喘满而痛，宜苏叶、煨姜、前胡、川芎、郁金、枳壳等，祛风理气，甚者参用桂枝；寒痰凝滞，气结胸板而痛者，宜橘、半、苏子、芥子、菔子、郁、枳等，疏痰理气；寒饮停阻，刺痛甚欲呕者，治同寒痰，参用苍术、茯苓、旋覆花等；瘀血停留，隐痛如刺，不利呼吸者，宜郁、枳、新绛、三七、桃仁、蒌仁等，疏瘀理气；痛引肩背，转侧不安者，胸痹也，宜薤白栝蒌加味，不应者竟用熟附，此胸痛中最剧之症；胸膺隐痛，咳唾腥痰，神疲，脉弦细数者，肺痈也，宜苇茎、瓜瓣等方，佐以郁金、甘草、桔梗、浮石、栝蒌、丹皮、三七、桃仁等，理瘀肃肺。肺痈与虚劳症最近，治稍游移，其能生者鲜矣。

胁　痛

伤寒胁痛，邪结少阳经症也，仲景治以小柴胡汤，今用之稍宜加减。杂症胁痛，左为肝气不和，用加减疏肝散；右为肝移邪于肺，用推气散加桔梗、刺蒺藜、青木香。挟火、挟瘀、挟饮者，仍照例加减。肝阴不足，痛而气怯神疲，欲得抚按稍安者，宜白芍、丹参、牡蛎、瓜络、冬瓜子等，敛阴和络。法外之法，神而明之，是又在善用古者之自为矣。

心痛_{胃脘痛}

世俗动称心痛，区别病因，且曰痛有九种，不知心者，君主之官，百体禀其命令，万事资其裁决。如使外内之邪，无端侵犯，至于作痛，其危急可知，虽形质块然[1]，势已不及救治，即欲除之，亦攻不可而达不能，其得存者鲜矣。当胸膺下岐骨[2]陷处，胃脘之部位，其痛者，皆胃脘痛，非心痛也，一曰气，二曰血，三曰热，四曰寒，五曰饮，六曰食，七月虚，八曰虫，九曰疰，十曰痛脓，宜分别治之。气痛者，气壅攻刺而痛，游走不定也，沉香降气散、木香调气饮等主之；血痛者，痛有定处，而不移转侧，若刀锥之刺，手拈散、桃核汤等主之；热痛者，舌燥唇焦，溺赤便闭，喜冷畏热，脉洪数有力，清中汤等主之；寒痛者，猝然大痛，手足厥逆，口鼻气冷，脉沉细无力或沉伏不应，理中汤、姜附汤加肉桂等主之；饮痛者，水饮停积也，干呕吐涎，或咳或噎，甚则摇之作水声，脉弦滑，有时形寒，小半夏茯苓汤、平胃散等主之；食痛者，伤于饮食，心胸胀闷，手不可按，或吞酸嗳腐，脉紧而滑，遇汤饮转剧，保和汤等主之；虚痛者，时痛时止，喜于摩按，心悸怔忡，归脾汤等主之；虫痛者，面白唇

---

① 块然：犹魁然，形容高大。
② 岐骨：左右第七肋软骨会合于胸骨处。

红，口吐白沫，或唇之上下有白斑点，饥时更甚，化虫丸等主之；痊痛者，触冒外邪，猝然震痛，面目青黯，或昏愦谵语，脉乍大乍小，或两手如出两人，神术散、葱白酒等主之；痈脓痛者，寒热如疟，身皮甲错，咳呕脓血，薏仁汤、牡丹皮散等主之。此治心痛之大法也。

腹　痛

大腹，足太阴脾之分也，地虽异于胃脘，而致病之因，多同于胃脘。其有不同者，板硬胀满，时轻时剧，脉涩或伏，不饥不食，便闭不通，湿浊填结也，治以香砂、理中、姜附汤等。脾为阴脏，湿为阴邪，阴邪从阴，易结难散。然湿固阴霾之气也，非阳不和，非温不解，譬犹阴云浊雾，弥塞太空，无有形质，非可攻击，惟日光照耀，则阴翳消退，日光一日不见，阴气即一日不散。如不达阳和煦化之旨，但执其不食便闭，希冀下达，是用攻击也。有形之食滞，攻击可及；无形之阴气，攻击何施？不施于病，则且施于本脏，阴浊阻塞，脏气已伤，不去其已受之伤，又伤其仅存之气，无怪其便稀水，神衰惫，终为汗越命竭矣。若夫气血、热气、饮食、虫、痊、虚及痈脓诸种，痛因虽多，治其痛者，率与胃脘同，无事异方也。

小腹痛

大腹，太阴也，当脐则属少阴，小腹则属厥阴并至阴之地，阴邪最易潜伏。严寒猝袭，绞痛攻痛，四肢厥逆，甚而气升欲呕，此直中及肾厥症也，宜真武、理中倍加椒、桂，并灸关元、丹田等穴，阳回始止。湿热内结，血蓄下焦，小水短涩，急注胀痛，宜桃仁汤、薏仁汤等下之。疝瘕、奔豚，并寒湿厥气作痛也，别详疝条内。

身　痛

身体痛，内伤、外感皆有之。有身痛如拘急者，外感风寒也，宜香苏散等散之；身痛如受杖者，中寒也，宜姜附汤等温之；身痛板重者，湿也，独活汤等疏之；酸软无力，隐痛时作时止者，劳苦气虚也，六君等补之，寒加桂枝等；痛起核块，走窜无定，肌肤顽木者，痰浊也，宜苍白二陈等消之。肌肉责在脾，寒湿乘之，脾气不运，则痛且坚；皮毛责在肺，风寒束之，肺气不治，则痛且胀。并卫阳之所行也，得寒则凝，得温则解，治法必兼辛通，外邪得解，气行血和，痛势始定。肩臂背膊作痛者，经络为病也，其因同于身痛，所结在肺与肝两经之分，必兼气机壅滞，治以通络和气，无余蕴矣。

腰　痛

腰者，肾之腑，肾气充实，运转自若，外邪何从陷其隙，如肾气不固，中无所据，馁而失守，则转侧之间，已足致痛，况外邪之乘虚内袭哉？腰冷如冰，隐痛不能起坐，喜得热手抚按，脉沉迟或紧者，寒也，治以加减独活汤；腰痛如坐水中，沉重如带重物，脉濡细者，积湿也，经文谓为"肾着"，独活汤加术、附治之；腰痛且热，痿软无力，脉弦数者，湿热也，恐成痿症，独活汤加黄柏、知母、苍术、萆薢治之；转侧若刀锥之刺，大便黑色，脉涩或弦劲者，瘀血也，治以泽兰汤等；走注刺痛，或聚或散，脉弦急者，气滞也，治以橘核丸等；腰痛似脱，重按稍止，脉细弱无力者，虚也，参归汤加芪、术、杜仲、续断、牛膝治之，虚寒沉着者，佐以肾气丸等。肾本阴经，居至阴之地，阴邪从阴，虚寒易入，除湿郁蒸热外，治腰痛者，大率主于温通。然有肾虚气热，髓减骨枯，殷殷[1]隐痛，渐近骨痿者，又为阴虚危候，真水方涸，挹注[2]已穷，再用热药耗灼真阴，是直抱薪救火也，又当以六味、补阴等，急救其阴，固不可泥用通之说，并不能执温通之治为能矣。

呕　吐

呕者，有声有物；吐者，有物无声；干呕者，有声无物，在《内经》皆一例也。洁古分属三焦而言，上焦气病，食已暴吐；中焦积病，痛而得吐；下焦寒病，朝食暮吐。盖本《上膈》篇，气为上隔，食入还出；虫为下隔，

---

① 殷殷：同"隐隐"。
② 挹注：把液体从容器中舀出倒入另一容器，此谓以有余补不足。

食晬时①乃出之义。东垣以呕属阳明，吐属太阴，哕属少阳，而胃为总司，仿孙真人意，治以陈皮、姜、半。赵以德②充其说而言，邪在上脘之阳，则气停而水积，因为痰饮变而成呕；邪在下脘之阴，则血滞而谷凝，因为痞满痛胀变而成吐；邪在中脘，则兼呕吐。然呕为阳病，设阳中之阴并病，则上脘亦有吐；吐为阴病，设阴中之阳并病，则下脘亦有呕，是呕吐本有互义，故《内经》《金匮》互举、单举，并不区分，以所重在辨别因起也，统用香砂、二陈。胸膈胀痛连胁者，气逆也，加乌药、沉香；胀闷嗳腐者，停食也，加枳、朴；喜热畏冷，呕吐清涎者，寒邪也，加姜、附、丁香；心胸痞冷，时吐清涎，或作水声者，停饮也，加苓、桂；胸胁胀痛，关格不通者，瘀血也，加青皮、桃核、韭汁；胃虚谷气不受，闭塞而呕者，宜理中，温养胃气，推荡谷气，以生姜之辛，宜于上焦气壅表实诸症，不宜下焦虚寒，故《金匮》有大半夏汤、四逆汤方。然呕吐又有属火者，王太仆云：食不得入，是有火也。河间亦云：胃膈热甚则呕，火气炎上之象。《金匮》治法，胃素有热，食即吐者，大黄甘草汤；吐后渴饮，文蛤汤；哕逆者，橘皮竹茹汤，皆热积之治也。若喜冷恶热，渴烦溺赤，脉洪而数，二陈加连、栀、竹茹、芦根；兼虚者，《外台》茯苓汤；肝火郁逆，兼呕酸苦水者，先

---

① 晬（zuì 最）时：一周时，即一天。
② 赵以德：元代医家，著有《金匮玉函经二注》。

进姜汁黄连饮，次用二陈、丹皮、茱、连。呕吐无分寒热，并属胃病，胃气既伤，易于触犯，择药不慎，反以助呕，故丹溪以蒌、杏油腻之味为戒也。

噎　嗝①

古方治噎嗝，通用呕吐之法，因《上膈》篇嗝与反胃并称，讹而为一例也。然呕吐湿症，宜燥者多；噎嗝燥症也，止宜清润。经云：三阳结为隔结，结热也。大肠结热，则便闭；膀胱结热，则津枯，津液既枯，阴气不复，胃脘干槁，槁在上脘者，水饮可行，食物难入；槁在下脘者，食虽可入，不能容受，久而复出，胃既槁矣，复以燥药，投之不愈，益其槁乎？丹溪以噎为上嗝，嗝为下槁，用四物、牛乳、蔗汁、芦根汁等润枯滋液。高鼓峰②、杨乘六③专责阳明，言胃阴上济，则吸门、贲门宽展而饮食进；胃阴下达，则幽门、阑门滋润而二便通，用归、杞、萸、地，滋养胃阴。是二法者，并从大半夏汤、甘澜蜜水生出，藉其润泽，清燥结，滑胃脘也。然历来噎嗝症，多始于气机郁窒，谷气减少，郁久则生热，谷少则胃失滋润，脘口必致干燥；再加以燥热化痰，胃口既不得饮食之

---

①　嗝：原作"隔"，据文义改。

②　高鼓峰：明末清初医家，名斗魁，字旦中，鄞县人，著有《四明心法》《四明医案》。

③　杨乘六：清代医家，号云峰，西吴（今属浙江湖州）人，著有《临证验舌法》等。

精，胃中又蒸以痰气之热，胃枯食绝之患成矣，治以润药，虽能润枯，不能清气化痰，且恐助痰碍气，宜用加减通嗝散。尤以节忧思，慎恚怒为上。经云：隔塞闭绝，上下不通，暴忧之病也。暴忧暴郁，胃气凝结，遂至口窒不能纳物。徒用润法，岂能开其忧郁，使胃气条达，无碍出入耶？

水　胀

《素问》言水者三，曰：水始起也，目窠微肿，颈脉动，时咳，股寒，胫肿，腹大。此言水之著①状也。曰：肾肝并浮为风水，并沉为石水。石水者，阴阳结邪，阴多阳少；风水者，正偃②则咳，面跗庞然壅③，害于言。其本在肾，其标在肺。肾者，胃之关也，关门不利，故聚成，病跗肿腹大，上为喘呼，不得卧。此言水之所舍也。曰：平治权衡，去苑陈莝，微动四极，开鬼门，洁净府，布五阳。此言水之治法也。《金匮》因之以防己黄芪汤治风水，脉浮身重汗出，腹痛者，加芍药；一身悉肿，不渴无热者，用越婢汤。以防己茯苓汤治皮水，四肢肿而聂动厥者，用蒲灰散。以麻附汤治正水脉沉，脉浮者用杏子汤。以越婢加术汤、甘草麻黄汤治石水脉沉，一身面目黄肿。

---

① 著（zhuó 苗）：停留。
② 正偃：仰卧。
③ 面跗庞然壅：形容面浮肿。出《素问·评热病论》。

以芪芍桂酒汤治黄汗身肿。以桂甘麻辛附子汤、枳术汤治气分，心下坚大如盘之水。水肿之治备矣。后人震于古法，不敢仿袭，改用《中藏经》中五皮饮，以烦渴饮冷，溺赤便闭，为阳水，参用连翘、黄芩；以喜热不渴，大便自调，为阴水，参用姜、附、桂枝；腰以上肿，加荆、防、紫苏以发汗；腰以下肿，加苓、泻、车、萆、赤小豆利小便；便闭加大黄；体虚加参、术；腹满加查①、麦；挟痰加姜、半。水势既杀，或以理中汤暖脾实胃，或以肾气丸温暖命门，或以六味加牛膝、车前，清热而滋肾水，一切劫夺霸剂，盖皆不敢尝试矣。

　　肿而后喘，但肿不喘者，肾经蓄水也；喘而后肿者，其标在肺，其本为肾经聚水。肾者，胃腑之关，阴气太盛，则关门常合，水不通而为肿。人身水液输泻专属膀胱，膀胱为肾之腑，肾气动，必先注膀胱，屡动不已，膀胱胀满，水气乃逆奔胸膈，凌遏阳气而为喘。必肾阴之脏气深固，膀胱之转运始无所壅；必膀胱之气化充旺，肾脏之水气始有所泄。故治水肿喘促，以顺肺为主，尤以保肾为要。肺气顺，则膀胱之下流亦利；肾气固，则膀胱之承受有常，膀胱既无壅液，肾经乃无蓄水也。肾经积水，亦有阴水、阳水之分，阳虚阴无以生，是谓真火不能制水，宜肾气丸；阴虚阳无以化，是谓真阴不能化气，本方去肉

———

① 查：山楂。

桂加文蛤、牡蛎。

鼓胀者，中空无物，腹皮绷急，多属气虚；蛊胀者，中实有物，腹形坚满，充大不减。实与虚虽不同，皆单单腹胀，非指周身悉胀也，《胀论》以卫气逆行营分脉中为脉胀；卫气并脉，循分肉间为肤胀，治法皆取三里，又历叙脏腑诸胀，而曰补虚泻实，神归其室。心胀，烦躁气短，卧不安；肺胀，虚满喘咳；肝胀，胁下满，痛引小腹；脾胀，善哕烦悗①，体重，卧不安；肾胀，腹满引背腰髀痛；胃胀，腹满，胃脘痛，鼻闻焦臭，便难；大肠胀，腹鸣而痛，飧泄不化；小肠胀，引腰痛；膀胱胀，小腹满而气癃；三焦胀，气满肤中而不坚；胆胀，胁痛，口苦，善太息。然脏腑虽各有胀，实本于肺、脾、肾三经，肺金主五气，肾水主五液，而转运上下，制水生金者，则归于脾土。脾虚不能制水，水势泛溢，土反受弱，母病传子，寒水之气上射，则肺金伤而或咳或喘，故治法于培土之中，尤当先以清金导水。凡溺赤便闭，脉数有力，色紫气粗者，热也；溺清便溏，脉细无力，色白气促者，寒也；按之不痛，时胀时减者，虚也；按之愈痛，腹胀不减者，实也，统用和中丸。寒加桂枝、吴萸；热加赤苓、连翘；便闭加麻蒌仁；瘀血加赤芍、桃仁；溺赤加针砂、珀屑；气虚中满者，香砂六君丸；虚寒加桂心，以其中空无物，本原已伤，故不用枳、朴之攻劫，妨害真气也。

---

① 悗（mán 蛮）：烦闷。

利下_{泄泻}

方书治痢，多本"通因通用"之言，任用槟榔、枳实、厚朴、大黄之属，然而效者仅半，不效者遂至缠绵时月，甚或呕逆不食。不思利下有虚有实，夏秋之间，暑湿热交蒸而利者，实也；脾胃虚弱，阴寒侵袭，水谷停积，气血凝滞，则兼虚义。其症有白沫、脓血、便血之分，有里急、虚努、滑脱、休息、噤口之别。果其实热而新感者，可言"通因通用"，设虚寒或利久者，不又当曰"塞因塞用"乎？初起之时，通用治利散，兼暑热者，加鲜藿香、滑石；发热自汗，呕逆渴饮，湿热甚者，加川连、酒炒黄芩；暑热蒸成赤利，或便脓血者，芩、连、红曲炭、香附汁，甚或加入白头翁；寒湿胀闷腹痛者，加香、砂、厚朴；白沫溺清者，再加干姜；虚坐努责，便不减者，加木香、白术炭；虚滑者，宜参、术、茯苓、粟壳、赤石脂、禹余粮；虚热食少，再加灶心土、牡蛎、升麻炭；厥冷，脉沉弱，再加炮姜，甚或加附子。邪热秽气梗塞肠胃，呕吐不食者，用胡黄连、石莲、石菖蒲、茯苓、陈仓米、陈芽茶、鲜佩兰；虚加葛根、炒党参。前贤河间、丹溪并云：利下因湿，治以辛苦寒。惟东垣本《太阴阳明篇》云：饮食不节，起居不时，损其胃气，清阳之气不上升反下降，而为渗泄久利；太阴传少阴，而为肠澼，立说最为独到。后人但知"通因通用"，不思虚寒及利久症，气本下陷，再行其气，后重不更甚乎？中本虚寒，复攻其积，元气不愈竭乎？利久脾弱，贼邪传肾，非温补以复肾阳，中土不将坐败，真元不将坐竭乎？且湿热伤血者，止宜和血清热，过用推荡，血不转伤乎？津亡作渴者，自宜止泄，徒与渗利，津不转耗乎？喻嘉言曰：凡治利不分标本先后，概用苦寒，医之罪也；不审虚实，徒执常法，医之罪也。然则临症者，施治宜先审因，虽经文殆未可墨守矣。

旧说湿多成五泻，因有湿兼风为飧泄水谷完出，湿兼热为溏泄杂下污积黏垢，湿兼寒为鹜泄杂下清水，小水清白，湿胜为濡泄体本软弱，泄下多水，湿胜气脱为滑泄久下不能禁锢之说，似乎泄之本末尽矣。然《内经》一言"清气在下，则生飧泄"，一言"湿胜则濡泄"，一言"多热则溏出糜"，五泄之中三也；一言"不远热则身热吐下，血泄淋闷①"《六元正纪大论》，一言"肾脉小甚为洞泄"《脏腑病形》篇，"长夏病洞泄寒中"《真言论》，又不在五泄之数，是泄之不止于五，不独因于湿邪明矣。水泻腹不痛者，湿也，升阳除湿汤、胃苓汤；时泄时止，脉弦滑者，痰也，苍白二陈汤加茯苓、砂仁、建曲；身热脉涩渴饮者，暑湿也，益元五苓散；肠鸣腹痛，水泄杂作者，杂火也，黄芩芍药汤加木香、苓、泻；伏暑兼伤生冷者，连理汤；肠鸣刺

---

① 闷（bì 必）：癃闭。

痛，洞下清水，理中汤加荷蒂；食入完谷出者，气虚也，俗称肠泄，六君加肉果、伏龙肝；晡后腹膨肠鸣，次早洞泄，为顿泄，脾虚湿浊下注也，理苓汤加木香；滑泄不禁，脾肾虚寒，或天明时作泄者，术附汤加参、苓、骨脂、肉果、粟壳；忧思太过，脾气郁结，脾阳不升者，四君加醋炒柴胡、白芍。然古法亦有不可尽泥者，寒湿之泄，例用淡渗，先利小水，而东垣则云：复益其阴而竭其阳，则将阳气愈消，精神愈短，因本"下者举之"之意，用升阳之味而愈。伤酒作泄，例用黄连、葛根，而景岳则云：宜扶阳以胜湿，用胃关煎、右归饮而愈。是则变化在心，虽古人已试之效，且未可凭，况执一偏说，强病以从私见哉？

便闭 <small>脱肛　便血</small>

《五常政论》曰：水不及为涸流，病坚下癃闭，邪伤肾也。《杂病》篇亦曰：大便不利，取足少阴。以肾主五液，开窍二阴，肾经津液滋润，则大便如常，设饥饱劳役，损伤胃气，或辛热厚味，内助火邪，伏于血分，耗散胃阴，阴液既伤，肠胃干槁，不能下济，肾无所受，则大便燥结。旧说有风秘、虚秘、气秘、湿秘、寒秘、热秘诸种；东垣分风燥、热燥、阳结、阴结论症；其阳结、阴结，虽本《金匮》，而风燥、热燥，则为挂漏。景岳欲尽废诸说，而以阳结、阴结概之，意虽尊经，然不如洁古之虚秘、实秘为是。惟洁古以能食溺赤，为胃实而秘，用麻仁丸、七宣丸；不能食，小水清，为胃虚而秘，用厚朴汤。是止以气滞无物为虚秘，于阴伤、血虚、禀弱诸秘，则未之及，不知肠胃胀秘，口渴饮冷，脉数而实，实秘也，宜四顺饮、润肠丸；气机壅滞，谷气不行，多噫者，实秘也，宜苏子降气汤、四磨饮；阴寒固结，胃气闭塞，肠内气攻，喜热恶冷，脉沉迟者，实秘也，《局方》半硫丸，海藏已寒丸，此皆秘中实症也。阴虚火盛肠燥者，虚秘也，丹溪补阴丸、人参固本丸、通幽汤；脾虚不能转运，神倦懒言，便秘者，虚秘也，补中益气倍升麻、当归，调入麻油、白蜜；老人、虚人，病后阴伤血燥，肠胃枯结者，虚秘也，宜东垣卫生三润肠丸；产后血虚肠燥，虚秘也，宜四物加人参、杞子、苁蓉。伤寒胃实，燥结之外，实秘者居十之二三，即气虚不及传送，因而秘结者，亦十之一二，惟老弱久病，血虚肠燥，因而秘结为多，厚朴汤于气滞而虚者，尚恐不胜其任，况气虚血燥之秘结？以是为治，虽不若硝、黄之为人指目①，然未有不致败亡者也。

　　脾气涩弱，约束津液不得四布，但输膀胱，小便数而大便难，名曰脾约，成无己主用脾约丸。然谓之脾约，必阴血枯槁，丙火燔灼，上刑肺金，肺受火伤而津竭，必窃

────────────

　　① 指目：手指目视，形容归咎。

母气以自救，脾阴因是愈耗，脾失转输，肺失传送，故便秘结而难达，小水数而无藏蓄，治宜滋养阴血，使阳火不炽，金行清肃，脾气安固，自传送以时，津液四布，肠润泽而通行无阻，此非麻仁丸所能为力也，法宜地冬膏、五仁饮对服。

二便易地而出，为交肠，非醉饱太过，即盛怒震动，腑气乖乱错杂，故不循常道而出，宜宣吐以开提其气，使阑门清利，得司泌别之职，五苓散、顺气散等分，以探吐之；痰多者，二陈加枳实、木香。

旧说肺与大肠相表里，肺脏蕴热则闭，虚则脱肛，须升举而补之似矣。然脱肛多有挟热者，白滑不肿而脱者，虚中挟寒也，猬皮散、香荆散；红肿脱者，虚而挟热也，槐花散、薄荷散；肠胃燥涩，大便闭结，努挣而脱肛者，人参固本丸加槐角以润之；利后气虚脱肛，不肿痛者，补中益气倍升麻以举之；老人、虚人，病后、产后脱肛者，并气虚不能收摄也，治法略同。肠头作痒，腹中有虫也，宜胡黄连犀角散。前人通用倍子末治脱肛症，不知倍子酸涩收敛，不能清热，反益肿痛，不如用胆水点敷较善。

便血有肠风、有脏毒、有热、有寒，脏腑积湿蒸热，风邪乘之，鲜血大下，名肠风，清魂散等主之；下如鱼肠，或如豆汁者，名脏毒，芍药汤等主之；脉数有力，唇焦口燥，喜冷畏热者，湿火迫血下溢也，前方加黄芩、丹皮、生地、地榆、侧柏之属；若脉细无力，唇淡口和，喜热畏寒，或四肢厥冷，下焦虚寒，血无所丽而下也，血色必如败酱水，或如宿猪肝色，宜理中加归、芍主之；如血久不止，气血大虚，又宜归脾、大补阴等引血归经。血虽属阴，而与阳气为附丽，血下既久，阳失所依，则不能自静，阳既妄动，阴愈崩竭，故治血必兼固气，气不倾陷，血乃自守。或妄以血脱益气为治本之法，不思血为阴液，阴分已伤，岂有不补阴而反补未伤之阳者乎？况气有余便是火，火为阴血大忌，是益气非以补血，反以损血也，其亦习于俗谈，未之深思者矣。

淋 癃 浊 遗溺 尿血

肾气虚弱，水不济火，心气妄动，热移小肠，渗入膀胱，因而淋沥不通。淋如砂石，曰石淋，治以益元散加海金沙、琥珀末等；滴如脂膏，曰膏淋，治以萆薢饮等；水道阻塞，少腹坚满，气滞胀痛，曰气淋，治以假苏散等；瘀血停蓄，茎中割痛难忍，曰血淋，治以生地四物汤加珀屑、桃仁、红花等；滴点不通，劳力辄发，曰劳淋，治以参术汤加桔梗、泽泻等；四肢厥逆，口鼻气冷，小水白色而零滴，曰冷淋，寒气凝结，水道不行也，治以肾气汤加鹿角等；败精流注，牵痛成淋者，宜萆薢饮去黄柏加菟丝、远志，先去败精，继以六味加减。治淋之法，不外利水清热，又以平调心火为第一义，心气清静，则邪热不下移，而小肠自利；肾气不妄动，而膀胱自通也。

小水数而痛者，为淋；点滴难通，为癃闭。东垣治法，渴而小便不利者，热在上焦气分也，用四苓散加山栀、黄芩等，清肃肺金，俾①高源之水，以时下降；大便闭者，加大黄、元明粉通之。不渴而小便不利者，热在下焦血分也，用滋肾丸等。感北方寒水之化而生者，以辅阴而化阳，使阴气足而水道以时通达。淡渗之性，阳中之阴，非纯阴之性，不能补阴气之不足，即无以化凝结之阳邪，故水肿鼓胀，小便不通，得肾气丸而小便自行者，阴得阳以生也；除桂、附服之，而亦效者，阳得阴而化也，此阴阳气化之精义也。又有不因热结阳阻者，一为瘀血，治以桃仁煎、牛膝膏；一为湿邪隔塞，治以苍、附发表，即上窍通下窍自开之义，并不得作寻常癃闭症治。小便不通，因而吐逆者，名曰关格，阴阳上下隔阂将绝也，先以炒盐、阴阳水②探吐，或以盐熨③脐中，有痰者，二陈汤加枳壳探吐之；中气虚者，四君换参芦探吐之；寒在上，热在下，黄连桂枝汤；热在上，寒在下，生料八味加车前、牛膝。大法头无汗者可治，有汗者不治。

膀胱不利为癃，不约为遗溺。不约者，虚而不能约束也，治法不专在膀胱，《灵枢》言：手太阴之别名列缺④，

---

① 俾（bǐ 笔）：使。
② 阴阳水：古时将新汲井水与百沸汤同盏和匀，称生熟水，也称阴阳水。
③ 熨：原作"慰"，据文义改。
④ 列缺："列"原作"烈"，据《灵枢·经脉》改。

虚则小便遗失。盖指肺虚而遗也，肺处高原，气足则水之下输以时；气虚则膀胱亦虚，膀胱者，肾之合也，肾气虚弱，不能制水，则膀胱亦受其病，故宜固脬①丸、菟②丝子丸先固肾气。《原病式》云：肾经客热，侵入厥阴，廷孔③郁结，气血不宣则痿痹，神无所用，故津液渗入膀胱，而旋溺遗失，此本《经脉》篇肝所生病，遗溺闭癃。《痹论》：淫气遗溺，痹聚在肾而言也。《千金》白薇散、薛氏逍遥散，并治廷孔结热。古法亦未可废，大约遗失，有肝肾结热者，有肺肾气虚者，惟狂言反目，下遗不觉，则为肾绝；伤寒遗失，本属不治；中风遗失，为肾阳虚竭，治以附子理中汤，阴虚者治以金水大剂，虽暴脱可以暴复，然病势已深，收效亦未可易言也。

精溺所出之道不同，淋病在溺道，故《纲目》列在肝胆部；浊病在精道，故《纲目》列于肾膀胱部，其症茎中痛如刀割火灼，而溺自清，惟窍端时有秽浊渗出，初与便溺不混，时医以淋法治之，五苓、八正杂投不已，因而增剧，不知浊由精败而成者十九，湿热流注与气虚下陷者仅十之一。赤者属血，出自小肠，多由于火；白者属气，出自大肠，有寒有热。《原病式》云：凡浊皆由湿热。然色欲太过，肾气虚弱，虚寒下袭水道，湿浊凝结而下流，则

① 脬（pāo 抛）：膀胱。
② 菟：原作"兔"，据文义改。
③ 廷孔：女子阴道口。

为白浊。《口问》篇：中气不足，溲便为之变。《真脏论》：冬脉不及，小便变。《痿论》：所思不遂，意淫于外，发为白淫，即此义也。叶氏治法，寒用分清饮，热用清心饮。然色如泔而不腻，马口①不干结者，为湿；干而痛者，湿兼热也，并用分清饮。黏腻如胶，或心动辄遗，或溺后遗下者，肾虚阴火妄动，精败暗流也，宜菟丝子丸；浊去太多，精化不及，赤未变白，辄下流者，分清饮加赤芍、丹参；心火过甚，口渴溺赤，宜清心饮。丹溪欲先补中气，使升举之；而后分其脏腑、气血、虚实以治，肾气虚甚热亢者，以大剂滋养，保护肾元，此即经文"用寒远寒"，"无虚虚"之义。时流治淋浊诸症，浪用分利，以致精门不固，流为损症者，谁之过欤？

相火郁结，精气暗泄，时自流溢为白淫，宜加减逍遥散；小腹急痛，便溺失精，溲出白液，宜白芍、龙骨、牡蛎等；脾风传肾，小腹痛而冤热②，出白液，名曰蛊，神志丧失，真元不守也，宜六味加白芍、牡蛎。

醉后使内，下焦阴火妄动，逆结不通，微为淋浊，甚者尿血。经所谓：胞移热于膀胱，则癃溺血也。治宜阿胶散，甚者加知、柏、泽泻；肝火过甚者，宜丹皮、山栀。凡尿血症，始先并宜清理，恐积瘀在茎，横生痛楚，流成疳症，惟病久气血俱虚者，参用八珍补气养血，然固正则

① 马口：尿道口。
② 冤热：郁闷烦热。

可，堵塞亦不可也。

　　阴气不足，虚寒乘袭，宗筋凝涩，阴茎缩入腹内者，为阴缩，治以四逆汤倍参、附；有因痰热壅遏，阴器燥急而缩者，生料六味加萆薢、菖蒲，湿去宗筋自舒。阴茎挺纵不收，为阴纵，湿热郁结肝络也，小柴胡加黄柏、山栀。茎盛不衰，精自出者，为强中，下焦伏火也，古方治用猪肾荠苨汤；肾虚肝热者，宜六味加元参、龟板、麦冬。色欲太过，精气衰竭，为阴痿，经所谓厥阴之经，伤于内则不起也。仲景治用八味丸，甚者加巴戟、苁蓉。然亦有火郁而痿者，宜滋肾六味，滋肾水而养肝血；阴痿而两丸阴冷，小水后有余滴，阴中湿痒，喜热恶寒者，肝经湿郁也，男子柴胡渗湿汤，妇人苍白二陈汤。

遗　精

　　旧说梦而遗者，为遗精，由于相火之强，宜滋肾丸加生地、茯神、枣仁；不梦而遗，为滑精，由于心肾之虚，宜十补汤。至景岳则曰：遗精有九，有肝脾气弱，劳力辄遗者；有劳心思索，中气不足而遗者；有湿热下流，相火妄动而遗者；其他皆与旧说牵混，无甚分别。一为有所注恋，精为神动而梦；一为欲事不遂，精失其位而梦；一为下元虚弱，无故滑而不禁；一为素禀不足而滑；一为久服冷剂，元阳失守而滑；一为年壮气盛，久节房欲而遗。惟陆丽京①言遗精有三：有斲丧②太过，肾气不藏，无梦而遗者，法宜益精以壮火，安肾丸、聚精丸主之；有劳心太过，心肾不交，酣卧而遗者，法宜实土以堤水，归脾汤、远志丸、益气汤主之；有思想不遂，妄梦而遗者，法宜泻火以安水，滋肾丸、猪苓丸、清心饮主之。三者之源各异，如宜清利而反补涩，则邪热愈炽；宜补涩而反清利，则阳气愈微；宜升补而反滋阴，则元气愈陷，论最简括切实。夫强为区别，固失之凿然，不别所因，概以相火心肾不交论症，非龙骨、牡蛎，即知、柏、龟板，无怪治多不应。知、柏沉降苦寒，肾虚症大非所宜，以肾有补而无泻也。肾虽藏精，其精本于脾胃饮食生化，若脾胃受伤，湿热内郁，中气溷而不清，则所输皆浊气，邪火扰动，水不安静，故遗而滑，治法宜升清降浊，扶土理水，徒用补涩，邪热无从分泄，适以滋患，景岳之论虽烦，不又时流之针砭哉？

疟

　　夏秋之际，感受暑湿寒而成者，曰时疟，发则先寒后热；其热少寒多，但寒不热者，《金匮》谓之牡疟，其实寒痰壅甚耳；惟但热不寒者，为瘅疟；先热后寒，或壮热

---

　　① 陆丽京：即陆圻，字丽京，钱塘（今杭州）人，明末清初诗人，亦以医名，著有《从同集》《威凤堂集》《灵兰堂墨守》等。

　　② 斲（zhuó 茁）丧：摧残，此处指因沉溺酒色而伤害身体。斲，同"斫"。

在表，微似恶寒者，为温疟，皆由邪热结久而成。瘅疟者，肺素有热，阴气先绝，阳气独发也；温疟者，寒邪伏于肾脏，至春夏重感时气，化为热而外达也，《金匮》治法白虎加桂枝汤，而斟酌损益宜从《伤寒》例治。若夫时疟诸症，在《内经》则曰：邪客风府①，与卫气应乃作。又曰：风无常府，邪之所舍则其府。《金匮》师其意曰：疟脉自弦。以弦为风脉，并不专属一经也。后人以弦为少阳经脉，专主少阳一经，而以柴胡为正治，其言不无拘泥。然疟之寒热递作，本由阳气遏伏，柴胡升阳而和荣卫，用之疟门，于法则为暗合；或以为禁剂而不用者，又失之太过。大法初治，宜香苏散、藿香正气散等。寒多加桂枝，热多加黄芩，呕恶加柴胡、半夏、白蔻，停食加神曲、麦芽，体虚加参、术、当归。久疟脾虚，兼用六君；疟邪陷入阴分，加当归、荷叶、生首乌；脾肾虚寒，加参、茸。夫疟以日发为轻，间日、三日则为邪入腑脏，其疾较甚。久而不愈，则宜扶助脾胃，盖脾虚亦发热，胃虚亦恶寒也。

积　聚

积为血病，积而不移；聚由气病，聚而不定。《金匮》分属脏腑，以脏体阴而主静，静故不移；腑体阳而主动，

---

① 府：原作"腑"，据《灵枢·岁露论》改。

动故不定；别以痛连胁下，按之愈而旋作者，为谷气，皆由中土虚弱，转运稽迟，荣卫不布，留着而成，统用和中丸。血积加红花、桃仁、甲片、瓦楞子；痰加半夏、芥子；水饮加桑皮、赤豆；热加芩、连；寒加姜、附、桂枝；虫加使君子、鸡内金；体虚参用参、苓、归、芍。积在左胁下如杯，痛引小腹，足寒转筋，曰肥气，加柴胡、鳖甲、青皮；积在右胁，气逆背痛，肤寒咳喘，曰息贲，加桑皮、郁金、半夏；积在脐上如臂，烦心腹热，曰伏梁，加菖蒲、丹参；积在胃脘，饿隐饱见，腹满肉消，曰痞气，加厚朴、麦芽；积在脐下，冲心而痛，饥见饱减，腰痛骨冷，小便急，曰奔豚，参用奔豚丸。《灵枢经》言：喜怒不节，脏阴受伤，风雨袭阳之虚，病起于上而生积；清湿袭阴之虚，病起于下而成积。其自皮肤入者，则着于孙络之脉、阳明之经、肠胃之募原、伏冲之脉、肠后之膂①筋、缓筋、俞脉诸处，皆起于上也。起于下者，足胫感寒，上入肠胃，汁沫凝聚则成积；卒多食饮，用力过度，而络伤血溢肠外，与寒凝聚则成积；内伤忧怒，气上逆，六输不通，与寒蕴结则成积，是则积本乘虚而生。惟病形已见，则宜以祛邪为事，治法或攻补并参，或攻继以补，补而后攻者，皆在临时审度。经曰：大积大聚，毒可犯也，衰其大半而止。然则去积及半，止宜培养脾胃，使

---

① 膂（lǚ吕）：脊梁骨。

中土健运，元气充足，残破之余积，将不攻自散，不可以追逐穷寇为能，转致妨害正气也。

黄　瘅[①]

一身面目尽黄，小便不利，无汗者，曰黄瘅；表热不能食，食即头眩，小便难者，曰谷瘅；心中热，足下热，腹满欲吐，鼻燥，小便不利，曰酒瘅；额上黑，微汗，手足中热，小便自利，曰女劳瘅；汗出，衣如柏汁色，曰黄汗，此《金匮》原文，古今所谓五瘅也。然约之不过阴阳两条，湿热郁蒸，因而身黄色明而亮者，曰阳黄，外症必烦渴躁扰善饥，小水赤涩，或大便闭结，治以栀子柏皮汤、茵陈饮等；腑秘者，茵陈蒿、栀子、大黄，热清湿化，黄色自退，此黄之本症也。情志伤脏，劳乏伤形，中气大亏，脾不化血以荣肌肤，本脏真色外见，必神思疲困，语言懒怯，怔忡眩悸，小水如膏或白色，此虽见症似湿，并非由于湿积，法当四君、六味、温胃、理阴煎等，大补脾肾；如虚寒深痼，又宜桂、附回阳。若徒作湿热生黄论，非惟无济，将反成胀满泄泻，不思饮食等症。别为阴黄，以其微有黄色名之耳。若谷瘅之伤食，但和中加减；酒瘅之伤酒，但葛花解酲加减；黄汗之伤湿，但栀子柏皮茵陈汤加减，已足收效。惟女劳瘅则房室积伤，阴虚

---

① 瘅：义同"疸"。

医
悟
——
八
二

水耗，灼热内蒸，与阴黄诸条同例，病在本原，图治殊未可易言矣。

疝　气

自《骨空论》有"任脉为病，外结七疝"之说，巢氏首列厥、癥、寒、气、盘、胕、狼之名，子和、戴人有寒、水、筋、血、气、狐、癞之分，其实不皆经言也。经文有狐疝《经脉》《本脏》《刺逆从》、癞疝《经脉》《脉解》《脏腑病形》《至真要》《大要》《经筋》《阴阳别论》、冲疝《骨空论》、风疝《刺逆从》、厥疝《生成》、脏疝《精微》《大奇》、疝瘕《平人气象》《真脏》诸条，或为筋病，或为风病，或为寒，或为脉滑，而扼要则为湿郁生热，寒邪外束。湿故肿胀累坠，热故纵弛不收，寒故牵引作痛。肿极而不甚痛者，则湿偏胜也；痛处热而手不可按者，湿热也；痛处寒而喜热气熨者，寒积也。《金匮》治寒疝三方：大乌头、乌头桂枝、当归生姜羊肉汤，自是治疝正治。丹溪治湿热束寒者，用乌头栀子汤；元气弱者，佐以参、术、香、砂，不过因宜通变。然寒湿虽属阴邪，积久则已化热，故辛通之中，必兼渗泄，治法通用橘核丸，寒加桂枝、吴萸；热加黄柏、萆薢；湿加苍术，或加苏梗、延胡以通壅；赤芍、归尾以和血；附子、川椒以消阴滞；龙胆、木通以祛郁火；有伏风者，益以醋炒蝎梢；肾气虚者，益以杜仲、杞、地外，更佐以灸熨。前阴虽系宗筋所聚，太阴阳明之合，冲任督之会，而为足厥阴主分，龙火藏于厥阴，本易动而难静，乘以寒湿蒸郁之热，每有外似寒而内已火化者，如任用桂、附、椒、姜，自谓宗法《金匮》，不知通变，久且有囊痛、子痈之变。丹溪云：大劳火起于筋，醉饱火起于胃，房劳火起于肾，大怒火起于肝。火郁既久，湿气更盛，浊液凝聚，并入血隧，气机拥挤，则为胀、为坠。概主火言，虽若太偏，然以为湿热寒束，则治疝之要诀，未可谓为一偏也。

小肠气者，脐下转痛，失气则快；膀胱气者，脐热痛，涩于小便，即胞痹也；疝者，状如弓弦，筋病也；癖者，隐伏于内，疼痛着骨也；癥者，有块可征，血病也；瘕者，假也，忽聚忽散，气病也；奔豚者，如江豚之上窜，阴气上冲也。以上诸症虽痛，不引睾丸，故不得以疝名，其部分相近，病因略同，故治法亦可参用，因汇附于此。

三　消

经文止有肺消、膈消、消中，不言三消也。言之自东垣、无择始，无择以消渴属心，消中属脾，消肾属肾；东垣以高消为肺消，中消为消中，下消为肾消，并主燥热言。洁古又谓上、中既平不传下，则三症又有深浅。大法治上消者，宜润肺清胃，使胃火不刑肺金，金气清肃，津液自转输不匮，与以二冬汤加兰、香、葵花、生地黄汁等；治中消者，宜清胃滋肾，使相火不扰胃阴，精气游溢，得以上下灌注，与以人参白虎汤、生地八物汤、玉女煎等；治下消者，宜滋肾补肺，用地黄汤、生脉散等，疏涤高原，以资润泽。然有实火、有虚火，果其邪热有余，东垣三黄丸，亦急于救焚之义，并非不可选用；若延日已久，真阴已伤，则清火必兼养阴，又不得徒任苦寒，戕伐生气也。

不能寐

有烦闷胁痛，不能寐，甚或懊憹瞀乱者，胆络痰热也；有湿热蒸郁，烦闷不得寐者，有天时暴热，躁扰不能寐者，胃热也；有烦躁扰乱，惊悸不得寐者，心胞痰热也，统用温胆汤。痰重者，佐以滚痰丸；湿甚者，加川连、珀屑；时热加山栀、朱灯心。有水停心下，怔忡不得寐者，温胆汤倍半夏，长流水煎，此皆实证之治法。有苦竭思虑，脾阴伤损，心营耗泄，彻夜清醒不欲寐，甚或炎赤眩晕者；有营血久亏，心虚生热不得寐者，通宜养心宁志等方，此皆虚症也。有惊恐忧思，神虚不守不得寐，或暂寐辄惊醒者，宜安神定志汤；有暴怒太甚，阳浮不降，面赤头眩不能寐者，《秘验》琥珀丸加竹茹、川连、山栀、丹皮、胆汁、炒枣仁，此皆虚实相兼症也。大要总由阴气不足，阳气独行，离析不交，寤而不瞑，既不得寐，则阴气愈伤，阳愈偏胜，虚阳妄胜，残阴耗竭，神魂失藏，虽欲暂时安静而不得，加以求寐不遂，心气生热，心君不安，百体不适，其去熟睡愈远矣，故治不寐者，既当责诸方剂，尤当责诸调摄，内治外治，缺一不能奏效也。

颠狂痫

经曰：邪入于阳则狂，搏阳则为癫疾《宣明五气篇》。又曰：二阴急则为痫厥《大奇论》。明乎狂皆阳症，癫痫皆阴症也。秦越人则曰：重阴者癫，重阳者狂。以两言赅经文数十，最得释经要旨。癫狂之始，或由期望不遂，或由横被冤诬，或由骤遭忧迫，气结不舒，痰浊从而胶结心肝，厥阳不时妄动，由是神呆目定，痴迷胀罔，甚而语言错乱，衣食并废，此为癫疾；其或色粗力猛，歌哭骂詈，甚而登高踰垣，衣食反常，此为狂疾。癫用安神定志汤加竹沥、胆星、川连，佐以《指迷》茯苓丸等；狂用清心汤、滚痰丸、牛黄丸等，甚者生铁落饮。痫与痉厥相类，忽然眩仆，强直搐搦，上视口眼相引，叫喊失常，《别录》附会其声，分为牛、马、猪、羊、鸡五痫，巢氏又有阴、阳、风、湿、马五名，枝节横生，无当治理，统以定痫丸治之。癫狂两疾，老幼皆有之，惟痫则小儿所独。《千金》有风、惊、食三痫，而以先身热后发者，为腑病，易治；先身冷后发者，为脏病，难治。语详于前，亦足补经所未备也。

卷 六

伤寒纲领

伤寒大要，止在表里寒热四字，有表寒，有里寒，有表热，有里热，有表里皆寒，有表里皆热，有表寒里热，有表热里寒。恶寒，发热，头痛，体酸者，太阳伤寒也，此为表寒，治宜辛散，《热论》所谓"汗出而散"也。阳明之解肌，少阳之和解，皆同一治表之法。寒邪不由外表，直入阴经，手足厥冷，脉微细沉，下利清谷者，为里寒，治宜温通，《伤寒论》所谓"急温之，宜四逆汤"是也。冬令触犯霜露，寒邪伏藏腠理、分肉之间，积久蒸热，至春感温气而成温病，至夏感热气而成热病，头痛发热，与伤寒同，但不恶寒而口渴，外表炽热，入暮更重，此为表热，治宜清解，古方用柴葛解肌，清中以解表，虽表邪有未彻者，黄芩宜缓；里邪已极盛者，柴胡宜去；又津液耗乏，宜参清化存阴。法不一法，然此方在温热病中，固不易之法也。伤寒渐次传里，燥渴引饮，里热也；温热症，郁热充斥募原三焦，尤里热也。其在太阴，则津液干耗，少阴则咽干口燥，厥阴则大渴不止而消水，治宜急攻以存阴，《伤寒论》中大柴胡、三承气等方，悉救急之法，或去枳、朴，或加斛、地，在临时斟酌而已。伤寒由阳明传本腑，则外内炽热；温热病，肺胃热郁，蔓延三焦，则口渴引饮，谵语狂妄，此皆表里并热之症，热势散漫，邪未结聚，固不得用燥实之例，急急攻下，然邪火正盛，不急荡涤，必致斑黄、厥逆之变，芩、连、地、斛、翘、栀、犀、羚，择宜而施，无使耗竭阴液，传入包络，否或白虎汤方，外清肌肤，内清脏腑，热清而邪自解。卫阳不足，寒邪直中；或表里两感，是谓表里皆寒，仲景本有麻附细辛汤法，仿其意而引伸之，两感则桂枝、姜、苏；直中则椒、姜、桂、附，尤宜急治，不得以纡缓误事。三阳未罢，已传入里，则为表寒里热；或郁热潜伏，感受新寒，亦为外寒里热，《伤寒论》中本有先解表邪，后攻里热之法，然或里热已盛，徒表反增干灼，则宜清中解表并用。或火亢已极，反兼水化，内热闭结，而外有恶寒之状者，尤属里热郁结，切忌错误因循，错误之患，固不待言；因循则热势燎原，虽良剂亦无所济矣。素体虚寒，温邪外客，此为里寒表热，热势逼迫，神色焦灼，不得不用清解，以先治其标，然其本固虚寒也，清剂稍过，已有热去寒生之患，则当谨守“用寒远寒”之戒。又有阴寒下伏，逼其无根，失守之火，浮游于上，肌表大热，至欲坐卧泥水中者，此当急用大温，参收敛之药，引火归原，自神固而烦躁可定。设见机不捷，游移顷刻，阳绝汗出矣，此皆伤寒变境，惟在神明于法，握其纲以挈其领，自病无遁形，治无遗憾也。

伤寒纲领二

其次当知传经、直中之分。传经者，由太阳传阳明，由阳明传少阳，由少阳传太阴，由太阴传少阴，由少阴传厥阴，此名循经传也；亦有越经传者，如寒邪初客太阳，有不传阳明而径传少阳者，有不传阳明经而径入阳明腑者，亦有由阳明不传少阳而径入本腑者，亦有由少阳不传三阴而径入胃腑者，亦有传一二经而止者，亦有始终只在一经者，虽所传各各不同，其为传经则一也。直中者，不由阳经传入，而径中三阴，中太阴则病浅，中少阴则病深，中厥阴则愈深矣。夫传经之邪，在表为寒，入里即为热症，不比直中之邪，但寒而无热也。先明传经、直中之分，斯寒热之治，不至迷误而妄用。

经腑辨

经犹径路，皮之内，肉之外，元气流行之区也；腑犹府藏，容纳水谷之地也。经文：膀胱、小肠、胃、大肠、胆、三焦为六腑者，对五脏而言也。腑与脏各有支脉，散布萦绕于分肉之间，气与血循之以上下往来，以其为气血所经行，故谓之为经。腑脏在内，而经在外者也。腑阳也，阳从阳，故其经外布，近卫阳之腠理。伤寒之为病，有太阳膀胱、阳明胃、少阳胆三阳经，太阴脾、少阴肾、厥阴肝三阴经，有太阳腑、阳明腑、少阳腑三腑，膀胱、胃、胆腑也。外布之支脉，则经也，近于卫阳流行之腠理，故为阳经。风寒自腠理入，阳经先受之，受之者，外布之支络，其去本腑尚远甚也，以次传及脾、肾、肝三支络，则为三阴经。经者亦其支络，非即脾、肾、肝本脏也。由阴经渐次至胃，乃为入腑，此循经递传之。伤寒经与腑可得而分言也，而初学或未能了了者，则《伤寒·序》误之也。《序》云：三阳在经之邪，未入腑者，可汗而已是也。曰：三阴之邪，已入腑者，可下而已。则经与腑混矣，入腑诚可下，三阴非腑也。论中方云：太阴病，脉浮者可汗；少阴中风，脉阳微阴浮，为欲愈；厥阴中风，脉微浮为欲愈，不浮为未愈。谓在经之邪，有向汗之时，则邪虽至阴，阴仍经非腑也，去腑尚远，何得脱略三阴在经一层，直称入腑，几若即经、即腑，而经与腑漫无界昼乎？序如云：三阴在经之邪亦可汗，由三阴而已入腑者，可下而已，则经自经，腑自腑，分明显豁，无可疑矣。序之意或谓邪在阴经，去胃腑近，极易入腑，故略去在阴经一层，然阳经何尝不易于入腑乎？有邪在太阳，不传他经，径入胃腑，为越经之传者。《伤寒论》所云有太阳阳明、有正阳阳明、有少阳阳明是也。太阳阳明、少阳阳明，固不待申说而可明矣。若正阳则阳明之经，阳明则阳明本腑，不便言有阳明，阳明故变文曰：正阳阳明也。太阳、少阳，本皆腑也，而以为经一阳明也。既以为腑，又以为经，岂非经者，指其散布分肉之支脉而言；腑者，指其本腑而言，与表为阳，里为阴，指人全体而言者迥异乎？阳经、阴经皆经也，经为在表，不独三阳经为表，即三阴经亦为表，病邪虽至三阴，如不传阳明本腑，于里固无所涉。《伤寒论》云：其不再传经、不加异气者，七日太阳病衰，头痛稍愈；八日阳明病衰，身热少息；九日少阳病衰，耳聋微闻；十日太阴病衰，腹减思食；十一日少阴病衰，渴止舌干已而嚏也；十二日厥阴病衰，囊纵少腹微下，大气皆去，精神爽慧。此言邪热在经，未遽入里，里气充足，不加异气，则邪气已衰，故病亦渐衰也。衰必至于七日者，七日来复之义，譬之大敌围城，四乡虽残毁，而城中守备完足，即惊皇①不安，而城不得入，敌将自退。如谓阴经即为里，则六日以后，将日重一日，不告绝不止，乌有愈期耶？既曰经尽，又曰不再传经，明明谓此皆在经之邪，在经则于里无涉，故可用汗解，并可自愈。如以阴经为在里，非脏即腑矣，脏则已成绝症，无可挽回；腑则纳而不出，凝结团聚，非荡涤攻伐不去，何能汗解及自愈？仲景治太阴病，何以有"可发汗"之言乎？时贤亦知胃为中土，万物归赴，无所复传，然必不传，乃可言胃腑，乃为在里，非所论于有传也。伤寒至阴经时，方由太阴传少阴、又传厥阴，非不传也，则阴经之阴，非在里之阴，即非无所传之胃腑明矣。伤寒在阳经时，郁热

---

① 惊皇：同"惊惶"，恐惧。

不解，因而气闷神昏者有之，因而劫津渴饮者有之，且支络热迫日久，本腑受气，当其传入阴经，即并传入胃腑，以致太阴有"大实痛"，少阴有"下利青黄水，心下硬"，厥阴有"烦满囊缩"者，此时固非以腑症治不可。然谓阴经与胃腑并传，非所论于仅传阴经之症也。《热论》曰：太阴病，腹满嗌干；少阴病，口燥而渴。则皆经病，无实痛、下利、心下硬之腑病，故治之以清热存津而止。如不辨其在阴经与兼在腑，概曰可下，独忘夫病发于阴，下之作痞乎？则入阴而并入腑，与入阴而未入腑两证，尤伤寒至要之枢纽，不可不详审细辨矣。明乎脏腑之支络，外布者为经，内系者为腑，则经与腑分明乎。入阴之兼入腑，与未入腑，则经与腑愈分，而《伤寒·序》例之误，不待申言而自见矣。程氏《经腑论》于阴经之兼入腑，与未入腑，未能分晰，致以阳明本腑症与传入阴经之症，夹杂同叙，且其言邪在于经还表向汗，直视阴经已较阳经深一层，并非与阳经错综参互，同布分肉之间者，故曰：阳经去腑远，阴经与腑近。则于十一经之经络、孙络、支络，亦未究心，疑误后生多矣。

伤寒三法

风寒初中于人也，发热恶风寒，头胀痛，鼻塞，身重体痛，此皮毛受病，法当汗解。若失时不汗，或汗不如法，以致腠理闭塞，荣卫不通，病邪深入，由络脉而经隧、伏膂、肠胃、募原，邪传愈深，病变愈多，即不得徒守一汗法，以期奏效。或始初即头闷胀，干热，而脉象细弱，形体倦怠者，元气内伤也；或内热晡热，脉数细而无力者，劳心纵欲，真阴亏损也；或胸高满闷，吞酸嗳腐，日晡潮热，气口脉滑紧，伤食病也。皆有寒热，为伤寒兼杂症，与外感似同而实异，不得因有寒热而妄汗生变。其或外感寒热，而脐有动气，亦不可汗，动气在脐右，汗之则衄而心烦，饮水即吐；动气在脐左，汗之则不止，头眩筋惕肉𥆧；动气在脐上，汗之则气上冲心；动气在脐下，汗之则心大烦，骨节酸痛，目运舌不得前，食入则吐。又如脉沉、咽燥，病已入里，汗之则津液越出，大便难而谵语。少阴厥冷症，汗之则动血，或从耳目，或从口鼻出，为下厥上竭。少阴中寒，汗之则厥逆蜷卧，不能自温，寸弱者，汗之则亡阳；尺迟弱者，汗之则亡阴。诸失血者，汗之则直视额上陷；淋家汗之，则便血；疮家汗之，则痉；坏病、虚人及女人经适至，皆不可轻易言汗，其有标病正急，不汗将延他变，则当审其病势后先，而参用解肌之法。如热入里，而表未解者，用葛根芩连汤，清凉解表法也；太阳症，脉沉细，少阴症，反发热者，用麻附细辛汤，是温中解表法也；少阳中风，用柴胡加桂枝汤，是和解中兼表法也。《伤寒赋》云：动气理中去白术，是于理中加汗药，保元气而除病气也。东垣治阳虚，用补中方加表药；丹溪治阴虚，用芎归汤加表药，是去邪而不妨正也。不独此也，凡阳虚者，皆宜补中发汗；阴虚者，皆宜养阴发汗；挟热者，皆宜清凉发汗；挟寒者，皆宜温中发汗；伤食者，皆宜消导发汗；感重而体实者，宜发汗重剂；感轻而体虚者，宜解表轻剂。又东南之人，腠理疏，汗剂宜轻；西北之人，禀赋厚，汗剂宜重。而隆冬肌表固密，与春夏肌表疏泄之时，时令不同，处方亦宜斟酌。三阳经病，皆表症，皆汗者也，而汗亦非可漫施。如症在太阳而发散阳明，则先伤腹里；病在阳明、少阳而疏泄太阳，则重伤肤廓；病在太阳、阳明而和解少阳，则引贼入门。病在二经，而仅治一经，已遗一经；病在三经，而偏治一经，即遗二经矣。如病在一经，而兼治二经，或兼治三经，则邪过经矣。太阳无汗用麻黄，有汗用桂枝，阳明用葛根，少阳用柴胡，此师师相传之专方也，而麻黄、桂枝，有时或不可用。九味羌活汤，太阳经方也，而两感症，及非时感冒症，变通用之，亦能不犯三阳禁忌。柴葛解肌汤，治春温夏热，自里达表，不恶寒而口渴之症也；若新感风寒，恶寒而口不渴者，又非所宜。且外感有自汗、有无汗固已，然伤风自汗，与伤暑自汗症虽相似，而伤暑则为气虚、卫虚，虚而复与以表散，是为重伤津液，名曰重暍，变且不救，故有用白术、防风以治风，益元、六一以治里之例。发汗退热固已，然有发其汗，热反增重；治其汗，而热自退者。如风伤卫自汗者，以桂枝调和荣卫，荣气内固，浮热自清；邪热传里，熏蒸自汗出者，以白虎汤清其中，中宫清和，邪热自净；热郁至晡较甚，微汗津津，别无表症者，燥屎留腑蒸热也，下以承气汤，热势自退，此皆治其汗，以祛热也。若过汗亡阳，身瞤动，振振欲擗地者，则极险极危之候，即有微热，亦为真阳浮越，顷刻不免脱绝，救正之不暇，奚暇论表解耶？仲景立真武汤，方与中寒冷汗出者同科①，急欲敛其元气，而保其垂绝之阳也。至如少阳症，头微汗，或盗汗者，小柴胡汤；水气症，头汗出者，小半夏加茯苓汤；虚人自汗、盗汗，归脾、补中、八珍、十全，因症以施，在审机明决者之自为矣。

伤寒在表宜吐，在里宜下；在少阳则为半表半里，宜用和法，而汗、吐、下，皆在禁例。仲景小柴胡汤，少阳症、疟发寒热、妇人伤寒热入血室者悉主之，然亦有不可拘执者，方下呕加生姜，烦去人参等，固已示人以变通矣。如头胀、呕恶、形寒，太阳未罢，柴胡加桂枝症也；炽热、晡热、兼阳明者，柴葛解肌症也；寒热往来，烦而渴者，加栝蒌根症也；便闭、谵语、燥渴，腑实者，柴胡加芒硝、大柴胡症也；又如胸中热，胃中寒，表里病杂不和，则黄连汤症。三阳合病，合目则汗，面垢、散语、遗尿，则白虎汤症也。有主柴胡，有去柴胡，而大要则皆一和法，然必详辨夫病之所在，与夫病之所因，如病邪在

---

① 同科：同等。

表，未入少阳，遽用柴胡，则为引贼入门，轻则为疟，重则转入心胞，渐至神昏不语。内伤劳损，气虚血虚，均有寒热往来，似疟非疟，若误用和解，重伤正气，将至厥脱。疑似之间，不可不细辨也，辨之既详，则或清以和之，或温以和之，或消以为和，或补以为和，或和而兼表，或和而兼攻，不独伤寒在少阳者，治无不当，推诸温热之变、瘟疫之邪，以及时行痎疟，皆治之悉当矣。

伤寒邪滞内实，表热延久不解，渴饮脘闷，此非汗所能解也，法宜用下；或得汗热解，解而不净者，内有燥屎也，治亦宜下。《伤寒论》云：发汗不解，腹满痛者，急下之；脉滑而数者，宿食也，宜下之；下利，三部脉皆平，按之心下硬者，急下之；伤寒六七日，目中不了了，睛不和，无表里症，大便难，身微热者，急下之；阳明病，谵语不能食，胃中有燥屎也，宜下之；阳明发热汗多者，急下之；少阴病二三日，口燥咽干者，急下之；少阴病六七日，腹胀不大便者，急下之；少阴病，自利清水，色纯青，心下痛，口燥者，急下之；厥阴症，舌卷囊缩者，急下之。此诸条中，热结肠胃，邪已深入，去表辽远，徒用表解，重虚其表，而结热内蒸，耗劫津液，必至大坏。惟直下其邪热，斯内腑清肃，外表亦调和，而热邪乃净。然或邪热入里，下症已具，而太阳外症未解者，不可下；恶寒者，不可下；喘满者，不可下；阳明症应汗者，不可下；阳明症虽具，兼呕者，不可下；潮热，微利，少阳症仍在，不可下；湿家，不可下；目黄者，不可下；脉浮大者，不可下；微涩弦弱者，不可下。古人治伤寒，最重攻下，如《伤寒叙例》言：拟欲攻之，犹当先解表，表解乃可下之。又表解而内不消，自可下之，虽四五日不为祸。又曰：不宜下而攻之，内虚热入，协热遂利，变不可胜数。《太阳》篇云：病发于阳，下之热入，作结胸；病发于阴，下之因作痞，以下之太早故。以及太阳中风表解者，乃可攻；表解里未和，十枣汤主之。下汗后，痞、恶寒者，表未解也，当先解表，表解乃可攻痞。再三申戒，不一其辞，此非欲人之不用下，欲人详辨表里之际，毋以早下生变也。若夫表邪已解，里症已具，宜若可以下矣。然或脐之上下左右有动气，或素禀阴气衰弱，或大热劫津，或产后血虚，则下亦未可轻用。古人有三黄、解毒等清法也，有麻仁、梨汁等润法也，有蜜煎、猪胆汁、土瓜根等导法也，有凉膈、大柴胡等少少微和法也，有黄龙、通幽、导滞等攻邪扶正并行法也，权其邪之浅深，审其本之虚实，不得因其有里症而轻忽攻下。不独此也，三承气汤皆攻下法，而《伤寒论》云：大便硬，潮热，大承气主之。腹大满不通，可与小承气；不大便六七日，与小承气汤，腹中转失气，乃可攻之。后人又分之曰：大承气，太阳阳明药，治痞满燥实兼全之症；小承气，少阳阳明药，治痞满而未实者，除芒硝，恐伤下焦阴血也；调胃承气，正阳阳明药，治燥实而痞满轻者，除枳、朴，恐伤上焦阳气也。设痞满不甚，或痞甚而不燥实，又宜大黄黄连泻心汤、半夏泻心汤。仅一攻下之承气，而用法尚有次第分别如此，下又何可易言乎？误下结胸，救以陷胸汤固已；而项背强，从胸至腹硬痛不可近者，用大陷胸；正在心下，按之则痛，用小陷胸；项强如痉，用陷胸丸。王海藏[1]又分之曰：大陷胸，太阳药，治燥实症；陷胸丸，阳明药，治兼喘症；小陷胸，少阳药，治兼痞症；寒食结胸，则又宜白散。仅一结胸治法，次第分别又不同如此，设不慎辨，不将一误再误乎？结胸痞满，多兼痰饮，故陷胸方多兼行水，然如水结胸之小半夏加茯苓汤，水停胁下之十枣汤，或轻剂，或重剂，以行水和中为去实，期于中病而止，设专恃硝、黄攻劫，不将以过中致误乎？痞满硬痛，宜下固已，有痞满服泻心汤不解，少腹坚急或胀者，止膀胱不利，溺涩也，宜五苓散；又烦热如狂，少腹硬满不可忍者，此蓄血也，宜抵挡丸；但少腹急结，未硬满者，桃核承气汤。溺涩、蓄血，与燥屎状同，而燥屎症小便不利，蓄血则小便如常，溺涩则大便如常，设辨认不清，误为承气症，不将变为洞泄或虚痛胀注乎？又有腹痛拒按，甚且表热，脉滑紧者，伤食也，东垣用见睍丸、三黄枳术丸，分冷热治之，此则与伤寒热结不同。然而承气、陷胸，特为体壮盛、燥实已急者立论

---

① 王海藏：即王好古，元代医家，字进之，号海藏，著有《阴证略例》《汤液本草》《此事难知》等。

也，老人或体弱、新产，气血不足，燥实未急，则有四物、通幽等，或加苁蓉、松子仁、人乳、蜂蜜等以润为下；或参一二通秘之味，亦不得直行攻劫。其有燥实已急，不攻反不保者，则于攻法中，参用固正；或先入攻剂，后扶元气，此皆法外之法，不得执常法以例。吾独怪夫寒湿浊气，搆结①不解，腹中胀满者，或亦欲以攻下治之，初不计为无形之浊气，久积之阴寒，任用劫夺，至于不可挽救，此则不辨病因之尤者矣。河间治郁热，神昏，厥逆，脉涩细，用凉膈合解毒，养阴以退积热；海藏治阴结，烦躁，口渴，用已寒宣阳以通闭塞，此两症一似寒而实热，一似热而实寒，毫厘之差，败不可救，则疑似之间，尤不可不细审也。

---

① 搆（gòu 购）结：勾结。搆，同"构"，交结。

卷 七

伤寒类伤寒辨

霜降后感受严寒而病者，正伤寒也。其症发热恶寒，头项痛，腰脊强，脉浮紧而涩，无汗，香苏散加葱豉、九味羌活汤等主之。

《太阳》篇云：太阳病，或已发热，或未发热，必恶寒体重，呃逆，脉阴阳俱紧者，名曰伤寒。未发热者，寒邪初入，尚未郁而为热也，如服表药后反增热者，乃伏寒得药性领导外出，卫气鼓动而为表热，邪既外泄，里气得安和，此病必易解。仲景恐人见恶寒、体重、呃逆，又未发热，便疑为直中，故先揭此一语以辨之。麻黄汤本治伤寒主方，然惟形体强实，西北地土高燥之所宜之；东南卑下，水湿侵淫，人之气质本柔，地既偏南，阳气发泄较甚，腠理必不致密，况元运在中下，气体渐趋薄弱，强而实者十不三四。近二十年来，人之禀赋强半阴亏，大异古先，麻黄方大宜斟酌，莫如香苏散、九味羌活加减，最稳而有效。

恶寒头痛，症似伤寒，翕翕发热，阳浮阴弱，有汗恶风者，伤风也，宜葱白香豉汤、芎苏散等。翕翕发热者，风邪客表，卫气壮盛，腠理疏泄，比伤寒之干热不同。

伤风症宜辨时月，冬月风伤太阳；春月甲木司事，风伤厥阴，人迎缓而带弦，亦自汗恶风；夏月风伤阳明，肌肉本疏，病则反闭而无汗，气口必弦长；秋月风伤太阴，皮毛受邪，人迎脉平而气口细涩，不可拘人迎以候外邪也。

仲景用桂枝汤治伤风，和荣解表也，然辛温之味，非亢令所宜，尤阴虚本质所忌，用古不当，遂致有咽痛及腐烂热灼者，转不如葱、豉、荆、防、前胡之为平善。

发热恶寒，似伤寒而脉细，身重不能自转侧，或头汗出者，风湿也。风、湿同伤太阳，风从上受，湿自下袭；风无形而居外，湿无质而居内，内外邪相搏击，不得微汗，则腠理郁闭，邪久蒙混，病必增剧。然又不宜大汗，且必助其温经，治以藿香正气加桂枝，或五苓散加防风、独活，素禀阳微者，加熟附、白术，在临症时之悉心斟酌。

发热似伤寒，渴而不恶寒，气口倍于人迎者，温病也。温邪之为病，先时感寒未发，内伏既久化为热，而自里达表；又有冬令伏寒未发，至春夏感时气而发，为表热者，并先犯阳明胃，自胃侵肺，胃主肌肉，肺主皮毛，故温病之热，肌肉干灼，虽汗不解，宜栀豉或芩葛，清凉疏泄，烦闷加黄连，里实谵妄加大黄、芒硝、竹叶。温病有才三四日，已神昏烦躁者，热先内结，外表未盛，而三焦募原已充斥逼塞如火之炎，不可向迩①，故用苦寒以彻热而下夺之法，不嫌早用也。

温病亦多传变并合，要未有不兼少阳者，以伏邪自内达外，必自少阳始也。太阳少阳合病，黄芩汤；少阳阳明合病，承气汤；三阳合病，大柴胡、双解散。传病、并病，俱可例推。

恶寒头痛，脉浮紧者，兼中非时暴寒也，不可过表，宜益元散加葱、豉。

发热身疼似伤寒，但烦躁渴饮而不恶寒者，热病也。《伤寒例》云：凡伤寒成温热者，先夏至日为温病，后夏至日为热病。

邪伏既久，入里愈深，必得暑热蒸动，引之外出，然热蓄愈烈，又兼天时暑热，外内合热，故至燥渴引饮。大法始初头胀痛体困，兼客邪者，栀豉汤，或加葱白；恶热烦闷，益元散加薄荷、炒豆豉，闷甚加酒川连；脉盛热实，解毒、凉膈、调胃承气汤。凡温热病，邪热内甚，自里达外，三焦募原悉皆烈炎，必热邪早却，脏腑乃得早安，故误下、早下，尚未为害，若误用辛温汗之，则发斑、吐衄、谵妄并见，助热耗阴，变不可胜言矣。《伤寒论》云：三阳合病，腹满身重，口不仁，面垢遗尿，逆冷自汗，白虎汤主之。此正热病兼暍症也。长沙所主白虎及

① 向迩（ěr耳）：靠近。迩，近。

白虎加人参，凡八条本皆治热病，烦渴而里大热，况伏气之邪自内达外，非暴感风寒，既不可汗；热势散漫，内邪不实，又不可下，故用白虎等清中解表，外内同治，最为周币。

温热病亦有先表症而后见里症者，邪热郁蒸，腠理闭塞，不用清凉解散，则邪不得外泄，遂致还里，而成可攻之症，惟与伤寒从表起者殊科①。

温热病本无紧脉，有见紧者，乃重感不正之寒，寒邪束于外，热邪结于内，故其脉外则绷急，内则洪盛，似紧而实弦也。温热脉多在肌肉之分而不甚浮，且右手反盛于左手，由邪热郁于内也；左手盛或浮者，必重感风寒，如非两感，则直非时暴寒，而非湿热病矣。

发热身疼似伤寒，脉虚自汗，且烦渴者，伤暑也，加减清暑汤主之，重者白虎加人参汤，轻者益元散。凡中暑极似热病，惟热病之脉必盛，以热从寒化，伤形而不伤气也；暑病之脉必虚，以暑伤气而不伤形也；有时见弦细芤迟者，以汗多气泄，故脉虚也。

经曰：因于暑，汗，烦则喘喝，静则多言。此心胞症也。而昏愦不醒，兼脾脏者为多。炎暑郁蒸，伤人元气，精神乏者，尤易中之，故脉来虚细，甚且沉伏。凡喘促逆冷，卒然昏晕者，热伤阴气也，脉虽虚细，止宜清和养

① 殊科：不同。

气，误用温药，适以助阳耗阴。若汗出心烦，背微恶寒，洒然毛耸，手足不和者，乃胞络之火，不胜时行火令，故反恶寒毛耸也，宜四苓散；或坐卧凉处，表虚不任风寒，见症纯似外感无汗者，宜清暑汤；误与表药，则重竭元气，是谓重暍。中暑必自汗，先感暑气，后感寒凉，阳气为寒所遏，则亦无汗，脉紧而弦，畏寒，腠理闭塞，有表邪者，宜消暑十全散加减。

仲景中暍例中言：汗出恶寒，身热而渴者，太阳中暍也。发热恶寒，身重，脉弦细芤迟，逆冷齿板，表里俱虚也。伤于饮冷，水行皮中，身热疼重，脉微而弱，时火内郁，客邪外束而成暍也。三言中暍皆是暑症，自洁古以"静而得之为中暑，动而得之为中热"，暍与暑遂分两途。然炎暑熏蒸，津液耗灼，因生暑病，是暑固动者机也。使谓得诸静中，则道途中暍之人，亦可谓静而得之耶？况"暑"字，文从日者，犹言日病之也。夏日烈烈，亢阳流行，才有感触，即生烦扰，正不胜邪，遂致闭厥；倘寂静之中，阴凉自生，日何由而得至耶？喻氏谓"动而得之，为外感天日之暑热；静而得之，为避暑热而反受阴湿风露"，可谓深入理窟①，切中窍窍②。然暍之与暑，亦有得而言者，暍为有形之日，暑为无形之气；暍为夏月实症，暑为夏月虚证；中暍者暴，中暑者缓，由此分晰，诸说皆

---

① 理窟：指义理的渊薮。
② 窍窍：亦作"窍窍"，法则诀窍。

圆矣。治法太阴症，四苓散加鲜佩兰等；阳明症，消暑汤加减。耕农及行役过受燔灼，发热渴饮，脉洪，汗大泄者，地浆水煎苍术白虎汤。老人不宜过用寒凉，芳香清解，中病即止。凡中暍，热势虽盛，得解即愈，与中暑之治，故有异也。

《伤寒论》云：太阳病，发热而渴者，为温病；若发汗已，身灼热者，名风温。脉阴阳俱浮，自汗出，身重，多眠睡，鼻息鼾，语言难出，此温病误汗为风温也。少阴伏邪，郁久化为热而向外，太阳客邪又从外袭，外内合邪，故其热较盛；邪热先伤真水之脏，犯胃达肺，真阴已伤，三焦募原热邪充斥无余隙，故其症较急，治宜辛凉清解，栀豉、芩葛清中解表；痰热郁结肺胃，外症必咳嗽、烦闷，则前胡、紫菀、通草、杏仁开泄之药尤宜参用；胃热炽盛，致有大热、渴饮、谵语诸象，不急荡涤其热，则将昏沉、痉，急宜栝蒌、竹叶、石膏、元明粉。

《伤寒论》之言发汗者，言其用伤寒症中，辛温汗解也。风温里热既炽，始见表热，如用辛温，是助其已成之炎灼，且耗其烬余之阴液，焉得不变剧？后世因误汗一言，不求其旨，遂谓温邪为不可汗之症。然表热既壮，不用表解，热将何从泄耶？其言被下者，直视失溲，一指下早，一指大下而言也。胃热壮实，燎原之势方张，清解既不能彻其里热，不下则热从何处末减，是凉膈、三黄、解毒等，正救焚之要具，乌得坐视致误大局也。

头痛发热，身重腹满，两胫逆冷，谵语自汗，脉濡弱者，湿温也。其人常伤于湿，因而中暑，暑湿相搏，故曰湿温，治以藿香正气散。胫冷者，阴邪从阴，下焦先受湿伤也；濡弱者，暑邪伤气也，不得以伤寒厥冷比例。伤寒下厥上行，胫冷臂亦冷，脉弱小而沉；湿温胫冷臂不冷，脉濡而涩。且湿温病在太阴湿土，初起即见，与伤寒之传入阴经，必更多日者大异。湿温之难治甚于风温，温邪全在初起三五日，微表即解；如表不中法，不即解，至六七日，热邪已盛，湿从火化，用清解则阴湿尚在，寒凉乘之，将为痞满、为呕恶、为形寒热不扬、为肠鸣泄泻，病形即日增。如用辛解，则湿本有化燥之势，更济以辛燥，尤拨火使扬，将为灼热、为渴饮、为神昏自语、为劫津动风，虽清化寒降，且有药愈入而病愈剧，转疑治不中法者。故紧要全在初起，藿、朴、豆豉和中解表，湿胜者，加桂枝、苍术亦可。表未中法，湿已化燥者，宜疏解淡渗，分理外内之邪，热势已盛，则栀豉、泻心等清表泄里，或佐存阴，或佐平降，或佐开泄；燥实者，则佐导下，并当用诸事先，若见症始为之，未有不致败者也。素体阴虚内热者，湿邪虽盛，亦未可用桂枝、苍、朴，止宜疏解，恐湿未动而先耗阴也。

冬时当寒不寒，乃更温暖，因而衣被单薄，感触寒邪者，为冬温。温气未至而至，寒气至而不至，天行悖缪，地气发泄，少阴之脏不固，不正之气得以外伤其经，寒气外束，肾脏伏热与温热交搏蒸动，以致身热头痛，咳嗽咽疼，心烦呕逆，自汗，宜葱豉加紫菀、前胡；若兼阳明邪热交蒸，表热不解，向暮转甚，烦渴者，葛根黄芩黄连汤；误用辛温发汗，致发斑、吐脓血者，芩葛黄连汤加犀角、元参、生地。如脉小，手足冷者，法为不治。

发热恶寒似伤寒，头疼、骨节痛，无汗，或呕逆恶心，脉浮弦或浮紧者，寒疫也。夏秋之间，天时暴寒，腠理疏泄，感而致病，热蒸极似温暑，惟温暑之热自里达表，表里俱病；寒疫之邪，阳气为外寒束缚，不能舒展，独外表受病，故宜于解表。虽伤于寒，不得以伤寒六经例治。春分后，少阳风木乘时，时多阴寒，必兼疾风，风甚则伤少阳，少阳之经外与太阳、阳明相近，病则三经同受，故昔人治寒疫方，不分三阳，但视症多之经加主药，惟治失其宜而变坏病者，则与伤寒之坏病无异。缘非时暴寒，虽从时令伤犯，而以寒气犯寒水之经，病从其类，故寒症大都不越太阳。

四时之中，有不头痛发热，猝然恶寒厥逆，口鼻气冷，呕吐痛泻，唇青面黑，足冷脉迟者，中寒也。始因厥气上逆，寒气积而不泻，则温气去而寒独留，血凝脉不通，故猝然触发，治以姜附汤加葱白；更用葱熨脐中，并灸气海、关元数十壮，取脉渐来，手足温为效。如魄汗淋漓，脊项强鞕①，乃真阳素扰，阴盛于内，逼阳外亡，宜姜附猪胆汁，不可用葱及熨，恐气随汗脱，阳无由返也。中寒，即直中阴经症，仲景所谓"卒病"，经文虽言"脉盛大以涩"，但于中时，偶有盛大以浮而重按已涩，或不应，再迟时刻之间，非微弱即沉，甚且伏而不应矣。阴寒极盛，有烦躁面赤，似阳结者，阴气空虚失守，以致虚阳扰乱，上泛外亡也。较传经之阴盛似阳，尤为险恶，急用白通去葱治之。

四时气候，有春应和而反寒，夏应热而反凉，秋应凉而反热，冬应寒而反和者，为非时之气，中人经络，或为头胀、发热、咳嗽，或为颈肿、发颐，大头天行，此皆天时之疫也。若夫一人之疫传染一室，甚而延及邻友乡里，病气、秽气递相蔓衍，其气息从口鼻而入，或憎寒壮热，胸高气闷，口吐黄涎，此由人之疫气相传，然必在夏秋亢旱之时，以人而兼天气者也。疫从经络入者，寒宜辛温，热宜辛凉，攻散其邪，使从经络受者，仍从经络出外，皆不可缓也。从口鼻入者，宜芳香疏通，辟除秽浊，仍从口鼻外达，不至渐溃肺胃，自无壮热昏闭之祸。至于邪传脏腑，渐至潮热谵语，腹满胀痛，宜急疏导肠胃，下其毒气，切忌妄称虚弱，游移玩愒，酿成不治。其人大便自行，或下后而余热未净者，亦宜清理，不得因其已行而

① 鞕：同"硬"。《玉篇·革部》："鞕，坚也，亦作'硬'。"

止，非浪行攻劫也。疫疠之气停留内脏，毒势猛烈，无论邪气盛时，攻夺稍缓，肠胃腐而不可救，即大势已除，余毒未清，得饮食之气相助，热势又将复炽，故以肃清为至急。若夫热清以后，或甘寒存阴，或甘平调中，使脏腑之气复原，精神自然充足。陈氏有补法一条，未可轻忽遽用，疫后断无补法也。

瘟疫、疫疠之邪，始终伏于募原表里之间，或向表，或入里，或表里并侵，总以清解热邪为第一义。才见一二里症，急当通其里气，里气得通，有不表散而自汗以解者，由其邪自里结，弥漫三焦，充溢肠胃躯壳之内，几无清静之地，非急夺其热，则将为腐烂枯灼之变，不得执伤寒先表后下为例也。夏秋之间，少阳相火、少阴君火、太阴湿土同时司令，天上之暑热下侵，地中之湿上蒸，暑湿热三气混合，人在气交之中，即无感触，尚不免于受病，况本有积湿内热，加以不正之气，邪正淆杂，发极速而变极烈，岂伤寒所可比例？伤寒先行身背、次身前、次身侧，由外廓以次传入，故得表即解。瘟疫之邪，直行中道，蒙混三焦，上焦为清阳，故清邪从之上入；下焦为浊阴，故浊邪从之下入；中焦为清浊之界，清浊之邪混同盘踞，甚者上行极而下，下行极而上，颠倒错乱，无有限界，虽表亦不能透彻，且有表而无汗，反烦躁者。故始初发热头痛，或恶寒时，与以败毒散等；如燥热不得汗，即宜芩葛黄连，或加栀豉；如始起即壮热自汗，神昏呕逆，即宜凉膈、解毒等两解法，切忌误认时疹，辛燥助热。_急疹必手足凉，脉沉细或伏，当辨。尤忌轻用白虎，既不能逐邪，反壅遏热毒，致脉不行，因而细小，遂疑为阳症阴脉，不敢用下，致成败症。古人以普济消毒治大头瘟，败毒散治捻颈瘟，生犀饮治瓜瓣瘟，清热解毒汤下人中黄丸并刺块出血治杨梅瘟，人中散、刺委中出血治疙瘩瘟，苍白术汤治软脚瘟，双解散探吐治绞肠瘟，皆已试有效，足补仲景所未备，然运用一心，神而明之，则又在临症者。古方多兼参，为瘟疫大忌。

见症似伤寒，腹痛吐利者，霍乱也，藿香正气散主之。口渴为热，治以吴萸、黄连，苦泄辛通法；不渴为寒，或肢冷自汗，理中等主之。《金匮》与《伤寒》比例类治，然霍乱吐利，与伤寒吐利不同。伤寒四五日，至阴经上转入阴必利，本呕下利者，不治。伤寒为邪气所伤，虽吐利而不撩乱；霍乱虽有外感，必伤于饮食而发，故暴烦躁扰而不安。若内外不和，头痛发热吐利者，霍乱兼伤寒也。呕逆泄泻，腹痛而寒热如疟，脉沉伏者，为暑食相兼，宜理中行气和胃，先止其呕，气行脉渐出者，生。吐利不得，上下不通，腹满痛，而头疼发热者，干霍乱也，邪气壅塞，上下痞隔，宜先探吐之，吐之则邪气得泄。干霍乱兼二便不利，关格症也。吐利后，热伏于内，外则冰冷，脉六部均沉细欲绝，阳药不下，或发呃逆者，火气上奔而然也。勿遽认为阴症而投温药，宜以凉水试其口渴，脉虽沉而转筋，烦躁发热者，热也，不可以其脉沉而误为寒，治宜栀、豉、枳、橘、木瓜等。但烦躁不发热者，则作寒中治。夏秋之间，因伏暑而霍乱，烦躁腹痛，自汗者，六脉虽沉，手足虽冷，不可用热药；果系阳虚腹痛，五苓散下来复丹。冬月外感寒气，内伤冷物，郁遏不化，呕逆泄泻，霍乱，脉沉细或伏者，治宜理中汤。

伤寒有传经之阴症，阴中之热症也；有直中之阴症，阴中之寒症也；有房室之阴症，阴中之虚症也，三者皆险症，惟直中尤为急暴，故仲景以为卒病。今世惟以房室为阴症，于传经、直中，毫无体会，置而不论。凡涉房事者，即称为夹阴，而以直中之法治之，不知伤寒缘外感而成，有外感即宜先解外邪，此不易之成法也。感寒者，宜辛温；感热者，宜清泄，固当因病施治，即谓房后下虚，恐寒性乘虚下溜，然亦稍参清剂，或用平中调解法，断无不论寒热，一概与以辛温之理。既感邪热，复用辛温，岂非以火济火乎？房事之后，阴精新泄，虚阳摇动，邪热易感，两火交铄，真阴本有垂绝之虑，加以辛温，是真速之枯槁矣！世俗动称房后与寒，必有变端，然房后而无外感，不独寒不宜用，热亦不必用也。用清用热，皆因外感而起，有当问之，外感置而不问，反轇輵①不当问之房事，何故？如谓外感轻而不足问，直守不服药之戒，任其元气

①　轇輵（jiāo gé　交戈）：纠缠不清。

充足，邪气退避可矣，用温非亦多事自扰欤？吴门风俗，后生外感，不论已婚未婚，必先问其曾否涉有房事，两三剂不解，则以为此必夹阴。探病之亲友，亦皆以为必涉房室，再三开导，务欲病人自认其事，因而有疑及半月前之房事者，且有疑及十日前之梦泄者，姜、附、地、芍，依次并进，至于面赤神糊，舌黑气逆，遂以为此无根之元气上逆，青铅①、五味子，甫投入而告绝。已殁之后，且有怨其不知保身者，孰知其为未治外感，误用辛温所使耶？不论病因，而误任辛温，医之咎固无可辞，亦由妄命知医道之亲友，速之冤死也。

病人身热面赤，目脉赤，项强，独头摇，卒然口噤，背反僵硬者，痉也。无汗为刚痉，有汗为柔痉，本俱属太阴经，然脚挛急，齘齿②，则属阳明矣，故有大承气法。往来寒热，左右目牵引，左右手搐搦，脉弦数，则属少阳；头低视下，手足牵引，肘膝相搆，则属三阴，通用如圣散加减。惟三阴经痉，当审其脉沉有力，乃可用下；若脉沉细，又当用术附汤，未可轻视为内实下夺也。

发热似伤寒，但身不痛，右手气口脉紧，中脘痞闷，嗳腐吞酸者，伤食也，保和汤主之。

发热恶寒似伤寒，两胫肿满者，脚气也。湿邪乘虚下袭，或山岚瘴气侵犯使然。胫热肿赤者，湿热也；黄浮而

① 青铅：即黑锡。

② 齘齿：牙齿相咬合的症状。

凉者，寒湿也，通用槟榔散加减。此症积渐始成，不专主一气，亦不专主一经。古人虽有小续命加减之言，然麻黄辛温太过，不能泄湿，反致壅湿，转不如独活、防风轻扬胜湿之为有效。或两足忽然枯细者，俗名干脚气，此乃血虚风燥也，宜四物加牛膝、木瓜主之。此条又见杂证。

病痰喘似伤寒，但胸满气急，脉弦滑者，痰也，二陈汤主之；挟风寒者，香苏散合用。

发热似伤寒，有痛处着而不移，手不可按者，蓄血也。此由跌扑损伤，或盛怒叫呼，或七情过度，或强力操作，内络损伤，血瘀不行，泽兰汤主之。蓄血症与痈肿，又有分别。

病人脉浮数，发热恶寒而痛，偏着一处，饮食如常者，蓄积有脓也，外痈、内痈，并见此候。

病人烦热似伤寒，而脉来虚软无力，头痛时止时作，肢体倦怠，语言懒怯者，虚烦也，宜参苓白术汤主之。

卷　八

伤寒六经见症

太阳经症

发热何以是表症？曰：风寒袭于皮毛，则腠理闭塞而为热，治宜表散。曰：发热固为表邪，倘谵语发狂，里症急者，治当何如？曰：此当看其表症之浅深，表症急者，仍宜解表；若里症甚急，则以大柴胡、枳实、栀豉汤等表里同治。温热病，发热不用麻、桂，而用芩、葛，何也？曰：温热病者，寒邪伏于肌肤，酝酿成热，里热已盛，始达于表，其见症发热口渴，而不恶寒；与伤寒之热邪，自外传里大异，故用辛凉，散其内伏之热，使里清而表解，麻、桂辛温，恐其反助热邪也。仲景云：少阴症，反发热者，用麻附细辛汤，何也？曰：此寒邪直中少阴而兼太阳外感也，故用辛温发散，令表里并解。大抵传经入里而发热者，宜清中兼表；直中入里而发热者，宜温中兼表；温热发热，则用清解为表。凡发热并属表症，惟治法稍有区别耳。热有自外传里，自内达外者，何也？翕翕烙手，热在表者，风寒客于皮肤，阳气怫郁所致也，宜香苏散。热势蒸蒸，先自里生者，阳气陷于阴中，欲泄不得，郁而化为火也，表未解者，栀豉大黄汤；表已罢而里症急者，三承气汤选用。春分以后，虽感寒邪，皆为非时暴寒，不必拘于伤寒例治。古方如芎苏神术散等，皆不分别三阳经，以时属少阳风木，不独太阳寒水也。他如食积发热，必腹痛、烦闷、头胀，宜消导兼表；瘀血发热，必胁下痛，或小腹痛剧，宜通瘀兼表；外疡发热，必身有肿痛处，宜疏解攻散，并不得拘伤寒发热例治。

发热而脉大无力，为夹内伤，宜参苏饮加白术；发热而脉虚细，足胫逆冷，阳缩入腹者，为夹阴伤寒，宜理中及当归建中汤。

恶寒何以是表症？曰：外表为阳，寒邪为阴，表虚而寒乘之，则恶寒，名曰阴盛阳虚。仲景云：阴盛阳虚，汗之则愈，故宜用表。里症恶寒，何也？曰：直中也。寒气极盛，阳微不能自温，故厥逆而恶寒，设传经入里，则为热邪必然恶热，岂有恶寒之理。故头痛发热而恶寒者，表症也；无头痛发热而恶寒者，直中也。经所谓：发热恶寒，发于阳；无热恶寒，发于阴也。阳明腑病，口燥渴而背微恶寒者，非里症乎？曰：恶寒则表犹未尽。仲景云：发热无汗，表未解者，不可与白虎汤；渴饮欲水，无表症者，白虎加人参汤主之。此症微恶寒，则表邪将解；口燥渴，则里热已炽，当用白虎汤法，勿遽进攻下。曰：结胸症，胀痛甚急，倘恶寒者，何以治之？曰：恶寒者，表邪散漫未尽，结于胸中，必先解表，乃可攻里，若误攻之，表邪不解，停结胸膈，则更危矣。恶寒属表，先以别其虚实？曰：汗出而恶寒者，为表虚，宜解肌；无汗而恶寒者，为表实，宜发汗。恶寒与寒热，何以别之？曰：寒热者，寒则热，清热则寒止；恶寒者，虽热而寒如常，甚至覆被向火，犹不能减其寒，此由阴气上入阳中，或元阳微弱，或风虚相搏所致。

头痛何以是太阳症？曰：三阳经上至头，皆有头痛，惟太阳经脉上额交巅，支脉从巅下耳角，直脉从巅络脑，所交会者多于少阳、阳明，故头痛多属太阳。三阳头痛有别乎？曰：太阳之脉从巅入络脑，还出别下项，循肩膊，夹脊抵腰中，故太阳头痛，头脑痛而连项脊也；阳明之脉起于鼻，络于目，交额中，凡阳明头痛，头额痛而连面目也；少阳之脉起于目锐眦，下耳后，凡少阳头痛，耳前后痛而上连头角也。三阴本无头痛，直中症亦头痛，何也？曰：直中而兼外感也，暴风大寒，乘虚直袭，阳邪从阳，必自上入，头脑受邪，焉得不痛？伤寒传经至厥阴亦有头痛，何也？曰：厥阴之脉上巅至百会，既上巅，病岂能不及头。然厥阴本至阴，阴经欲尽之经，邪至此已深极。头者，阳分也，阴邪乘阳，是向表欲汗之机，脉必见浮，可用汗解。阳明腑病，口渴便秘，亦有头痛，何也？曰：阳明经络于头目，腑热上攻，故至头痛，宜凉膈等折其热，使从下达。然此为腑病言也，若发热恶寒初起之时，则为外感经病，不得误以为腑病。

厥阴之脉上巅与督脉会，太阴、少阴之脉至颈而还，若谓阴经无头痛，将专指太、少言，抑三阴皆无头痛乎？曰：头项痛，恶风畏寒，脉浮紧者，太阳也；头角痛，寒热，脉弦者，少阳也；头额痛，自汗，发热不恶寒，脉浮长而实者，阳明也；头项痛，吐涎，冷厥，脉浮缓者，厥阴也；头痛，体重，有痰，脉沉而缓者，太阴也；头痛，足冷，气逆，脉沉者，少阴也。厥阴固头痛矣，湿中太阴，寒中少阴，亦皆头痛，谓阴经无头痛者，妄也。

太阳脉沉，身热头痛，为夹阴。热不扬而神清、弱者，宜黄芪建中汤；热甚宜香苏饮加白术；已经误汗者，四逆汤温之。

温病、热病、时疫头痛，乃热邪上攻清阳也，宜清不宜表，黄芩、白虎加葱豉，或凉膈、双解、达原、承气加葱豉，合内外而治之，里气一通，头痛自愈。

项脊强何以是表症？曰：项脊者，太阳经经过之地，太阳感受风寒，经脉不利则项脊为之强急也。曰：项强属表，何以别其虚实？曰：项强，有汗恶风者，为表虚，宜香苏散；项强，无汗恶寒者，为表实，宜香苏、葱豉并用。《金匮》虽有两葛根方，然项脊属太阳，辄用葛根汤，恐引邪犯阳明也。仲景云：结胸症，项强如柔痉状，何也？曰：太阳病误下而成结胸，胸中胀痛，俯仰不舒，有似项强，非真项强也。太阳项强，强在项后，经脉拘挛而掣痛，胸无病也；结胸项强，强在项前，胸中俯仰不适，项无病也。且结胸症误下而后成，太阳症初起而即见，自不同耳。

身痛何以是表症？曰：人身气为卫，血为荣；风则伤卫，寒则伤荣，风寒客表则荣卫不通，故身痛，宜辛甘发散，令气血流行，身痛自愈。里症亦身痛，何也？曰：直中也。传经里症则属热，热则血行，安有身痛？惟寒邪直侵脏腑，真阳衰微，气血凝滞，则有身痛，宜急温之。凡头痛发热，而身痛如绳束者，为表症，治宜温散；无头痛发热，而身痛如受杖者，为直中，治宜温中。太阳表症悉具，身痛不用麻黄者，何也？曰：中寒也，真阳内虚，不胜寒邪之困，故身痛，脉必沉迟无力。夫表症悉具，脉宜浮紧，今反似少阴假脉，则非少阴之四逆不可，此取脉不取症也。

四肢拘急何以是表症？曰：手经之脉贯于手，足经之脉贯于足，风寒侵袭，经络失和，则拘急。足太阳之脉夹脊左右，司脏腑之俞，外感客邪，移入经络，四肢受之故拘急，为太阳表症。里症亦拘急，何也？曰：直中也。寒邪内侵，脏阳遏伏，经脉失和故敛束。仲景治法，太阳表症及风湿相搏而急者，桂枝附子汤、甘草附子汤温经通阳，况三阴直中者乎？有汗吐下后拘急者，乃津液内竭，营血伤耗，不能滋润筋脉，当大剂养营中参以补气。曰：传经热甚，身如枯柴，四肢僵硬者，何也？曰：此热甚血枯，肝脏将绝，名曰搐搦，非拘急也，急宜凉膈散下夺其热，继以大剂存阴养血。

喘何以是表症？曰：皮毛者，肺之合也，寒邪侵袭皮毛，肺气不得升降，壅遏阻塞则为喘，故言喘属表邪。曰：喘满而不恶寒者，下之则痊，何也？曰：内热郁结，大便不通，胃热攻肺，清肃之令不得下行，因而喘急，下之则热气流通而喘自定。然或有恶寒等症，则又未可遽攻。阴症喘促者，何也？曰：少阴中寒，真阳衰微，肾不纳气，以致四肢厥冷，脉沉细而喘急，宜理中、四逆或真武汤。若汗出发润，喘不止者，则难治矣。咳嗽何以属表症？曰：肺居五脏之上，外主皮毛，易于感受风寒，乘之则叶束而气不舒故咳，经所谓时感于寒，乃为咳嗽也，故咳嗽属表。少阳症与直中、水气皆咳者，何也？曰：少阳症，寒郁化热，上凌肺金，肺气不宣，致生咳或干呛，宜清泄清肃法。直中咳者，寒气乘肺也，温其中而咳自止。水气咳者，寒水射肺也，有表有里，表有水气而发热，用小半夏茯苓汤加紫苏；里有水气而下利，本方加桂枝。俗称热伤风咳嗽者，何也？曰：冬令应寒反温，人受之则为头痛喉肿，咽干咳嗽之属；或肺胃本有蓄热，外为风寒所束，热不得泄，肺气受燥，亦令作咳，治宜加减紫菀汤。咳有不兼风寒而属火者，何也？曰：此杂症嗽也。寒邪郁久不解，化而为热，亦令咳剧。

脉浮何以属表症？曰：《伤寒例》云：尺寸俱浮者，太阳受病。又浮而紧者，为伤寒；浮而缓者，为伤风，是浮当责诸表邪。设邪气入里，脉必沉，《伤寒例》所谓少阴病也。里症见而脉浮者，治当何如？曰：里症脉浮，表未尽也。《太阴》篇云：结胸脉浮者，不可下，必先解表而后攻里。然有表症已罢，便闭谵语，腹痛口渴，而脉尚浮者，又当从权下之。仲景云：脉浮而大，有热属脏者，攻之不令发汗，此取症不取脉也。

脉伏何以是表症？曰：脉者，血之腑，热则血行，脉亦当利，甚或弦数，岂有脉伏之理？惟风寒客表，荣血凝滞，故脉沉伏。一手无脉，曰单伏；两手无脉，曰双伏。太阳症具而脉伏不出者，寒气闭塞也，然此实为将汗之机，欲解之候，譬之大雨未至之时，天气必燠①蒸郁闷，闭塞不通，遇久始风作而雨至，脉伏犹之天气郁闭也。里症脉伏，何也？曰：直中也。阴寒极盛，气血凝泣不行故伏，治宜四逆汤加猪胆汁、葱白以温之。阳症脉伏，何也？曰：郁热极深，反见假寒之象，脉涩滞之甚，似伏而非伏也，然必有唇焦，口燥饮冷，便闭诸症，与阴寒脉伏大异。又有因痛脉伏者，痛极则脉伏，痛止则脉出也。

阳明经症

目痛鼻干，何以知邪在阳明经也？曰：足阳明之经，上合太阳，为目下纲。目者，精明之宇，阳邪传入，阴精耗灼，故目痛；鼻者，足阳明脉发源之始，主清气之出入，太阳受病不即解散，郁而为热，传入阳明，气失冲

---

① 燠（yù玉）蒸：闷热如蒸。

和，故鼻干。

唇焦、漱水不欲咽，何以知为阳明也？曰：唇者，阳明经所过之地，邪热侵逼，故色变而焦；热甚津耗，挹注自救，故漱水为快；然不欲咽，则知散漫之邪在经，本腑无热，表病而里和也。里症已见，亦有漱水不咽者，何也？曰：邪热传里，燥实或坚满，乃谓之里症。既已有热，则宜消水，漱而不咽，邪客血分也。阳明本多血之经，邪热始入，血犹未耗，故但求助于水气，尚能不资溉注，稍久则血耗而枯槁待救矣，急用桃仁承气汤下其血中邪热乃定。

尺寸俱长，何以知邪在阳明也？曰：长脉似弦而直长，主实邪、主热。阳明本多气多血之经，邪热传之，则血气淖溢，故脉阴阳俱长。曰：用药有葛根、承气、白虎不同者，何也？曰：阳明经病而无便闭、燥渴等症，是为表病里和，则用葛根汤散之；邪已入腑，发热转为潮热谵语，燥渴，便闭腹胀，是为邪气积聚，宜承气汤；经病初传于腑，蒸热自汗，谵语燥渴而便闭腹胀，是为邪热散漫，尚未结实，宜白虎汤清中解表，此治阳明三法也。《伤寒论》中凡言攻者，乃攻阳明之腑，非攻其经；用表者，乃表阳明之经，非表其腑；辛凉和解者，治初入腑中散漫之邪也。

少阳经症

耳聋何以是少阳症？曰：胆经上络于耳，邪传少阳之络，热势循经上壅，故耳聋也。厥阴耳聋，何也？曰：肝胆相为表里，肝病连胆，故亦耳聋也。但少阳兼往来寒热，表邪尚有未净；厥阴则舌卷囊缩，热已深入，炎炎不可向迩矣。

胸满何以是少阳症？曰：胸者，清阳之分，上承肺系，下当胃脘，正在半表半里，邪将入里，而未遽入，热势旋扰，清气不宣，失其空旷之常，故胸满。痞气亦胸前胀满，何以别之？曰：是当问其曾经下否，下而胸满者，痞也；未下而胸满，则属少阳。陶氏治法，少阳症兼胸满者，小柴胡加枳、桔，如未效加入陷胸汤；胸满痛而气喘者，乃风寒犯肺，宜甘桔汤加理气散风之剂。

胁痛何以是少阳症？曰：胆经布于胁下，风寒之外邪挟有形之痰饮结于本位，是以胁痛，治宜香苏饮、小半夏茯苓汤并用。水气亦胁痛，何也？曰：大气往来之经隧，水饮无从停蓄，惟胁肋曲折深隐，水得藏匿，沉浸既深，清阳遏而作痛，然必兼干呕，心满，咳呛牵引等症，宜小半夏加茯苓汤，重者十枣汤。

目眩口苦何以是少阳症？曰：邪热蒸入甲木，热甚生风，木气旋转，故目眩；热聚于腑，胆汁外泄，故口苦。阳明积热亦口苦，何以别之？曰：此必兼便闭，晡热，渴饮，与邪未入里者大异。

呕吐何以是半表半里症？曰：邪将入里，里气上冲，邪正相争，干犯及胆，胆为清净之腑，本毫物不能容纳，邪热阑入①，扰而不安，故呕吐。仲景云：伤寒三日，三阳为尽，阴当受邪，若能食而不呕者，阴不受邪也。是呕吐为邪入阴经，治宜芎苏散加减。他如呕吐黄水，脉弦数，口燥渴者，胃热也，治宜清；呕吐清涎，脉弦迟，逆冷者，胃寒也，治宜辛温；渴饮水而复呕，咳引胁痛者，停饮也，治宜小柴胡去参、枣，甚者加左金丸；呕吐饮食，胸高胀痛，吞酸嗳腐者，食也，治宜消化。

寒热往来何以是半表半里症？曰：人身外阳内阴，胆经为阴阳交界之所，邪至此经，格于正气而不得入，外扰表阳，卫气不固，则为寒；内扰里阴，营分不安，则为热；郁久不解，旋扰表里之间，故寒热且往且来而间作。邪近表而浅，则多寒；邪近里而深，则多热，视其邪之浅深，用小柴胡汤和之，寒多加桂枝，热多加酒芩、山栀。阳明亦寒热往来，何也？曰：此少阳传入阳明之腑，表邪未除，里热已结，故兼见往来寒热，非阳明经正病也，当用大柴胡攻之。如为阳明经病，则邪在肌肉，方蕴蒸而为壮热，何得有寒与热往来？此与言阳明内实，寒热往来者，谬误相同。邪既入阳明，有潮热，有壮热，无寒热迭见，有寒即少阳表邪未净也。

头汗何以是半表里症？曰：邪气传里，不得发越，郁而化热，上搏阳经，阴阳相争，津液外泄，头上汗出。头

---

① 阑入：妄入，此谓侵入。

卷八

一二三

者，诸阳之会，三阳之脉并上至于头，三阴经脉则至颈而还。今惟头汗，是邪尚在阳经，将入里而未遽入里也。瘀血、发黄、水气皆头汗，何也？曰：瘀血者，血蓄膀胱，热结不行，热郁则上攻，随经而上至于头巅，故为头汗；发黄者，湿邪浸渍阳明，郁热上蒸本经，津液逼而外泄，故头额皆有汗；水气者，水饮停蓄心下，阴寒之气上逼清阳，阳气不安其所，因而外泄，故亦头汗，三者皆阳经症，而水气尤兼少阳，或见往来寒热诸症。

盗汗何以是半表半里症？曰：盗汗者，睡而汗作，觉则汗止，犹盗出然，故谓盗汗。邪据表里之间，胆经受热，津液蒸动，本欲外泄，睡则卫气行里，热势得助，表气不致，则汗出；觉时气归于表，热以得泄而稍减，则汗止，故盗汗为半表半里也，治宜山栀、丹皮、竹茹、黄芩、赤芍等。杂症盗汗，何也？曰：阴亏血虚也。盗汗反恶寒者，何也？曰：此太阳在经之邪犹未解也。三阳合病，目合则汗，何也？曰：邪热充斥三焦，津液扰动，不能自守，目才合而已泄为汗，热势已盛，与少阳之兼表者异，治以白虎汤。

苔滑何以是少阳症？曰：舌司肠胃寒热之变，邪在表，则津液如常；在里，则舌干而色变。今滑而有津，但不如常，是邪将入里而未即入也。

脉弦何以是少阳症？曰：弦者，肝之本脉，肝胆相为表里，且胆为乙木主风，于时为春，故弦为少阳脉也。

太阴经症

腹满痛何以是太阴症？曰：脾为坤土，坤为腹，阴中之至阴也，邪气传之则满痛。曰：腹痛既为里症，当投大黄，而用柴胡、芍药，何也？曰：此少阳传入太阴者也。肝木乘脾，致成腹痛，故用柴胡加芍药和之；痛甚而坚实者，始加大黄。与太阳症误下而成腹痛，用桂枝加芍药，大实痛者加大黄，意正相若。然有传经、直中之分，传经由三阳渐次传入，其痛时作时止；直中则猝然攻痛，其痛绵绵不休；传经之脉沉实，直中之脉沉细；传经则嗌干口燥，直中则口鼻气冷；故治直中腹痛，宜理中、四逆等汤。

胃气调和，则营气从中焦上蒸于肺，肺气下达，自无留滞。脾气不运，则营气不能上蒸，转随糟粕而滞于腹，故脾气衰惫之人，腹中常觉满痛。

自利何以是太阴症？曰：少阳之邪传入太阴，太阴脏与腑相连，脏病及腑，邪热积而下移，故有下利。三阳合病、少阳阳明合病并有下利，何也？曰：三阳合病下利者，外合三阳之经，内合阳明之腑也；少阳阳明合病下利者，亦合阳明之腑也。阳明内主胃腑，故有下利；若不入腑，必无下利。自利有肠垢、清谷，何也？曰：肠垢为传经，清谷则直中。

《太阴》篇云：自利不渴者，属太阴，以其脏有寒也。注：以自利不渴者，属太阴；以自利而渴者，属少阴，分经辨症，所关甚巨。盖太阴属湿土，热邪入而蒸动其湿，则显有余，故不渴而多发黄；少阴属肾水，热邪入而消耗其水，则显不足，故渴而多烦躁。

脉沉实何以是太阴热症？曰：《伤寒例》云，尺寸俱沉者，太阴也。实为阳邪，属热有物，故沉而实，为太阴传经热症脉。

少阴经症

口燥、咽干而渴何以为传经少阴也？曰：少阴之脉循喉咙，夹舌本，热邪传入少阴，肾水销铄，不能上注华池①，故干燥异常而渴甚，须急下之以救将涸之水。虚寒亦口渴，何也？曰：肾为水脏，虚故引水自救，小水必色白。白者，下焦虚寒不能制水也。思饮冷而不能饮者，何也？曰：寒邪凝冱，真阳阻遏，扰乱妄动，有似于热；津液为阴寒阻格，不能输布，有似于渴，内寒正深，见冷思避，拒之不暇，岂复能容受？故欲饮冷而不能饮也。

咽痛何以为少阴传经也？曰：咽者，少阴经所过之地，热邪上侵，真液焦灼，干槁而痛，故咽痛属少阴。寒症亦咽痛，何也？曰：寒邪直中下焦，逼其无根之火浮游于上，故亦咽痛，然必有清谷、厥冷等症。表症亦咽痛，何也？曰：风火犯肺，与少阴受病大异，宜荆、防、牛、薄等散之。汗出过多，因而咽痛，何也？曰：虚阳外越，

---

① 华池：口。见《太平御览》卷三六七引《养生经》。

津液内损，故咽痛，宜参、芪、归、术、麦冬、牡蛎，敛汗液而痛自止。

阴毒、阳毒皆兼咽痛，何也？曰：阳毒者，阴气暴绝，阳气独盛，孤阳无依，因而上越；或热症误投温药，热甚上攻；或吐下后，虚阳脱而上越，故皆咽痛，然必有斑黄、狂乱、舌卷鼻焦等象，宜栀子汤加中黄。阴毒者，阴气独盛，阳气暴绝而上越；或虚症误服寒凉，虚阳迫而上僭；或吐下后，浮阳亡而外越，故皆咽痛，然必有厥逆、清谷，脉沉细等症，治宜桂、附、芍、桔、葱白等，但不宜用姜。

下利清水何以是传经少阴也？曰：热邪传入少阴，逼迫水液，注为自利，质清而无渣滓相杂，色青而无黄赤相间，阳邪之极，反与阴邪无异也。何以知非阴邪也？曰：阳邪传至上焦，其人心下必痛，口必干燥；设系阴邪，必心下满而不痛，口中和而不燥，无此枯槁之象。惟邪热蒸腐津液，逼而暴注，真阴有欲绝之象，故宜急下之以存其阴。伤寒有漏底症，下利非漏底乎？曰：非也，漏底即直中症矣。下利清谷，乃严寒内中脏腑，真阳衰微，水谷不及运化，迫而下利，故曰：食下不化，完谷而出，是有寒也，与传经之下利大异。

伤寒邪气传里，里虚夹热，则自下利，宜别其阴阳，三阳下利，皆身热；太阴下利，手足温；少阴、厥阴则身寒。虽传经、直中，别有不同，要皆因风邪入胃，木来侮土，故令暴下，或温、或攻、或固下焦、或导小水，但不可发汗，汗之邪气内攻，必成胀满。惟合病发热、自利，则为表邪，不可以里症例。表症发热饮水，水淳心下，喘咳自利者，小青龙加减。水停心下，鞕痛，咳而利者，十枣汤；胁下独冷，加炮姜。

表邪传里，肠鸣腹痛下利，脉沉迟者，小建中汤。合病发热，脉浮自利，黄芩汤加葛根。冬温发热，咽痛，自利，心烦，宜葛根芩连汤加桔梗、茯苓。温病发热而渴，自利，小水赤涩，脉浮者，四苓汤加黄芩；脉沉，猪苓汤。温热内甚，而自利不止，三黄解毒汤。少阴四逆，泄利下重，四逆散；下利谵语，有燥屎，小承气汤。伤寒十余日，口燥舌干，自利青黄臭水，大承气汤急下之。凡食下既化腐臭而出，是火也，今火邪内燥，阴液耗竭，燥结如石，故旁流青黄臭水，与完谷不化之属阴寒者大异，慎勿误认。始病不发热，即腹痛呕吐，为阴寒自利，太阴自利，不渴而脉沉，理中汤；寒甚，加附子；小便不利，合五苓散。少阴自利而渴，小便色白者，附子汤；小便不利，真武汤。自利厥逆，面赤戴阳，下利清谷，里寒外热，白通汤。吐利厥逆，烦躁欲死者，吴茱萸汤。厥阴自利，止而烦躁发热，阴尽复阳也，当自愈。

目不明何以是少阴症？曰：瞳人①属肾，热邪熏灼，肾水枯涸，故睛光昏暗。大便自利，腹无所苦者，三黄解毒汤清之；大便不利，腹中硬痛者，承气汤下之。虚症目不明，何也？曰：此非气弱，即属血枯，与伤寒目不明大异。

厥阴经症

少腹满何以是厥阴症？曰：胸膈以上乃清阳之分，为少阳之分野；胸膈以下、少腹以上，乃清浊交界之所，为太阴之分野；当脐者，少阴之分野；少腹者，厥阴之分野。邪传厥阴，浊阴凝结，故少腹满痛，宜急下之。瘀血与溺涩亦少腹满，何也？曰：瘀血者，膀胱蓄血也；溺涩者，膀胱蓄水也，膀胱系于脐下，故少腹满。

《厥阴》篇：小腹满，按之痛者，必冷结膀胱、关元也。注：阳邪必结于阳，阴邪必结于阴，手足厥冷，腹满、按之痛者，邪不上结于胸，其非阳邪而为阴邪下结可知，则其宜温、宜灸，更可知矣。关元在脐下三寸，极阴之位也。

囊缩何以是厥阴症？曰：厥阴肝主筋脉，脉入毛中，环绕阴器，邪传厥阴，六经已尽，热势极盛，木受火灼，肝气焦急，不得舒纵，故阴囊纵而敛缩，宜承气汤下其热

---

① 瞳人：瞳仁。人，同"仁"。《说文解字注·人部》："果人之字，自宋元以前，本草方书，诗歌纪载，无不作'人'字，至明成化重刊《本草》，乃尽改为'仁'字。"

邪。直中亦囊缩，何也？曰：虚寒内中，厥阴阳衰，不能温其下元，经脉引急，阴囊内缩，乃肝气垂绝之候，必兼肢体蜷曲，厥逆诸症。妇人之症，何以别之？曰：妇人则乳头缩。

舌卷何以是厥阴症？曰：厥阴之脉循喉络舌本，热邪过炽，真元干涸，不能上荣，故舌枯燥而卷缩。直中亦舌卷，何也？曰：寒邪内中，真阳衰微，营血凝泣，肝气垂绝，不能上接清阳之气，故舌强而短缩。《祕录》云：寒气结于胸腹，舌缩不能语言，治宜参、术、桂、附。但直中症，舌虽短缩而润泽，邪传厥阴则敛束，如荔支①焦枯而无津液，临症当细别之。

厥逆何以是传经厥阴症？曰：厥，极也，绝也。肾居极下，逆行而上，以传于肝，故名厥阴。邪传厥阴，热已盛极，热极则疾，故发厥。寒症厥逆，何也？曰：阴寒暴中，阳气阻隔，郁而不伸，遽然厥逆，故名直中。伤寒邪传三阳则手足热，至太阴则微温，至少阴则渐冷，至厥阴则逆冷，仲景所谓"热深厥亦深"，以渐而厥，故云传经。仲景云：发热四日，厥反三日，复热四日，厥少热多，病当愈；厥四日，热反三日，复厥五日，病当进，何也？曰：热厥也，厥少热多，则热渐退；厥多热少，阳气退而阴气盛，阴郁极则化热，郁久则热必暴，故为病热更进。

---

① 荔支：即荔枝。

手之三阴与手之三阳相接于手，足之三阴与足之三阳相接于足，阴主寒，阳主热，阳气内陷，不与阴气相顺接，则手足逆冷；四肢属脾，脾为阴，与胃阳不相顺接，亦主逆冷，所以厥症虽属传经热邪，复有不尽然者，最难消息。《厥逆》篇云：诸四逆厥者，不可下，虚家亦然。伤寒一二日至四五日，厥者必发热，热者后必厥，厥深者热亦深，厥微者热亦微，厥应下之。注：厥，即四逆之极，阴阳不相顺接，下之则必脱绝。然前云厥不可下，后云厥应下者，先逆后厥，先热后厥，其来迥异，其辨甚微，以其热深厥深，当用苦寒清解在表之热，即名为下。如下利谵语，但用小承气而止，未闻峻下之法也。仲景治厥阴症，总不欲下，无非欲邪还于表，而阴从阳解，故先举最不可下之二条以为戒。

消渴何以是厥阴症？曰：消渴者，饮水多，而小便少也。子盛则母虚，厥阴邪盛，肾水为消耗，肾消则引水自救，故消而且渴，数饮而渴不解。三阳经病有渴乎？曰：渴者，津液内耗，故引饮以助阴祛热，若仅经病，津液未伤，何渴之有？太阳腑病，渴而溺涩；阳明腑病，浅则渴而蒸热自汗，重则渴而腹胀便闭；少阳邪欲入里，渴而胸满胁痛，皆腑之病也。太阴、少阴何以不言消渴？曰：邪渐传里，则热渐甚，太阴则咽干而渴，至少阴则加燥渴。然热邪虽炽，真源未竭，故未至于挹注不继，大渴，消水之甚也。热甚不渴者，何也？曰：此热极神昏，不知渴也。直中亦渴者，何

卷八

一三一

也？曰：阴气盛而阳格于上，阳邪时煽，阴液受耗，故咽干似渴。然欲饮水而不能饮，名曰假渴，或烦躁欲坐泥水中，皆内真寒而外假热之象，非真渴也。渴而喜饮汤者，何也？曰：大汗大下，重亡津液，胃中空燥，胃燥则思饮，胃虚则畏寒而思热汤，故所饮少而喜温。肾经虚寒，频引热汤以自救，亦此类也。

太阳腑症

口渴、溺赤何以是太阳腑症？曰：膀胱者，州都之官，传化之腑，藏精液而转输各脏者也。邪传膀胱，津液耗夺，故口渴；热气内蒸，故溺赤。《活人书》云：脉象浮大，发热烦渴，小水赤涩，是表里俱见，治宜五苓汤。然自汗脉浮，由中风入本腑者，可用此方；无汗脉紧，由中寒入本腑者，止宜香苏散加茯苓、泽泻。膀胱有水，何以反渴也？曰：水有清浊，浊水不去，则津液不生且水停，有湿邪入则热，湿热相聚，则津液不行而渴，惟分利之，使湿热流通而渴自止。然病在经而未入腑者，又不可用渗利药，恐引邪气入腑也。

阳明腑症

潮热何以是阳明腑症？曰：阳明燥金旺于申西，当旺令而燥气发动，复乘以邪热，则热势必盛。潮热者，每日晡必大热，如潮之信，不失其时也，治宜承气汤。曰：潮热有表症，何以治之？曰：潮热兼表，必先解表，然后攻里，里症急者，用大柴胡表里并治。

谵语何以是阳明腑症？曰：心者，胃之母；肺者，胃之子；心主藏神者也，肺主出声者也。今胃中热甚，上乘心肺，故神气昏愦而语言错乱，甚且喊叫骂詈，不避亲疏，腑热坚实，乱其神明使然也。谵语有虚有实，何也？曰：实则谵语，虚为郑声，由过汗过下，表里虚竭，阳脱阴胜，故正气衰而本音失，精神夺而语句重，舌短音迟迥异，与谵语不同，亦必兼神昏肢逆等症。妇人伤寒，昼则明了，夜则谵语者，何也？曰：热入血室也，经水适来、或适断，血海空虚，邪气乘之，故昏语，治法无犯胃气及上二焦，宜小柴胡去半夏，加红花、桃仁、生地、丹皮之属。

狂乱何以是阳明腑症？曰：经言"邪并于阳则狂"，又热毒在胃并入于心，神不安而志不定，遂发狂。盖由阳症失汗，使阳热深入；又失于下，以致阳气重盛，阴气暴绝，独阳而无阴，故始则少卧不饥，妄笑妄言，甚则高歌裸走，踰垣上屋，若手足和暖，神气清爽，脉洪而大者，可治；如肢冷直视，脉沉而微者，必死。蓄血亡阳亦狂者，何也？曰：下焦蓄血，热结膀胱，因而如狂，然不如发狂之甚。因火劫汗，遂致亡阳，慌乱恐惧，是为惊狂，实非狂也。寒症发狂，何也？曰：此阴盛格阳之症，其人烦躁，欲坐泥水中，名曰阴燥。阴燥症极似阳狂，以冷水半盏①试之，入口即吐出者是也，并详其脉之有力、无力即见。

不得眠何以是阳明腑症？曰：伤寒邪热传里，阴虚为阳所扰，阳主动，动则使人心烦、不得眠。经所云"胃不和则卧不安也"。不得眠为胃病，而治法有不同者，何也？曰：目痛鼻干，不得眠者，阳明经病也，宜黄芩汤加竹茹、葛根；蒸热自汗，烦渴，脉洪，不得眠者，经腑同病也，宜白虎加人参汤；潮热自汗，便闭谵语，不得眠者，腑病也，宜调胃承气汤；伤寒已解，或食复，遂至烦闷，干呕、口燥，不得眠者，保和汤加芩、连治之。不得眠为阳盛，有投寒药转甚，而用酸枣仁或芍药甘草汤者，何也？曰：汗吐下后，津液内竭，虚烦乘心，脉浮而弱，则当从权和之，此太阳坏病治例。太阳病有不得眠者，何也？曰：仲景云：太阳病二三日，不得卧，但欲起，心下结，脉微弱者，此本有寒分也。寒分，旧注以为痰饮水浊，阴邪停蓄不化，寒冷之气侵袭清阳，本有不安之势，加以外邪乘隙深入，交搆填塞，阳气无伸展之隙，是以心下梗结，至不得卧。所以知为痰饮者，以微弱脉为阳衰阴胜也，故治用理中汤。仲景云：下后复汗，昼日躁烦不得卧，夜即安静，姜附汤主之，非亦温剂之治乎？曰：此津液暴亡之症，非谓阴寒当温也，昼属阳，夜属阴，津液重

① 盏：原脱，据文义补。

亡，阴气已伤，交阳分则阴愈孤弱，阳性从阳，妄越之阳至阳分愈扰乱，是以燥烦至不得卧；向夜交阴分，阴气得助，阳稍潜伏，才得安静。然又恐新邪外袭，故以脉沉微，身无大热，重加辨别，果无新邪，则烦躁为亡阳之候，而姜、附在所必用矣。喻氏言：脏为阴，可胜纯阳之药；腑为阳，必参阴药制其僭逆。此症虚阳扰乱刚烈，恐尚未宜，不如本引阴引阳法，用芍药甘草附子汤较平正而易效。若少阴脉沉细，自利厥逆，烦躁不得眠，则难治矣。

自汗何以是阳明腑症？曰：胃为水谷之海，转输津液者也，邪传入里，热势熏蒸，胃腑不安，津液妄泄，因而自汗。治当何如？曰：《阳明》篇云：太阳病三日，发汗不解，发热者，属胃，宜调胃承气汤；阳明病发热汗多者，急下之，宜大承气汤。前条云：发汗不解属胃，宜调胃承气汤，可见调胃之义，乃和缓其胃中之热，以存津液；后言发热汗多，明是先未调胃所致，故急宜下。盖胃藏津液，汗多则津液外渗，加以发热，则津液尽随热势蒸蒸外泄，更无他法以止其汗，惟有急下一法，引热势从大肠而出，庶津液不为邪热逼迫，尽越于外也。曰：自汗有用桂枝及桂枝加附子汤者，何也？曰：自汗用桂枝者，太阳伤风症也，卫受邪风而强，不共营气和谐，因自汗，故以桂枝和其营卫；发汗遂漏不止，腠理大开，为风所袭，因恶风；津液外泄而不下渗，兼以卫气外脱，膀胱之化不行而便难，津液暴亡，筋脉失养，兼感风而成强劲，因筋急；此阳气与阴津两亡，故用桂枝加附子，固表祛风而复阳敛液。然本条注云：不呕不渴，则不得以阳明燥渴例之也。中暑自汗亦口渴，何以别之？曰：中暑自汗出者，时火之气，灼其肺金，肺伤则卫气虚，故自汗；火灼则金伤，故亦渴。脉必弦细芤迟，弦细者，阳虚；芤迟者，阴虚，经所谓"脉虚身热，得之伤暑也"。直中亦自汗，何也？曰：经云阴气有余则多汗身寒，真阳衰微，不能自存，因而外越，故自汗也。

手足汗出，何以是阳明腑症？曰：胃主四肢，热聚于胃，津液旁流，故汗出。伤寒潮热，手足汗出，为胃实，承气汤主之。手足心、腋下有汗者，为兼少阳实热也。手足汗皆属热乎？曰：经云阳明病不能食，手足汗，大便初硬后溏者，胃中虚冷也。汗出必冷，宜理中汤。

便闭何以是阳明腑症？曰：热蓄于胃，津液耗损，胃土干裂，故便结而闭，治宜下之，先与小承气，服后腹中转失气者，更与大承气。病后便闭，何也？曰：津液内伤，阴亏气弱，故便闭，宜当归、人参、枳壳、白蜜等味，血虚夜热加二地，溺涩加二冬，不可用润肠麻仁等丸。

脉虚而涩，循衣摸床，直视喘急，真阴内竭也。舌黑唇焦，齿根灰腐，燥屎上冲也，皆死不治。

直 中

呕吐清涎沫何以是直中？曰：胃为水谷之海，厥气上逆，积于胃中，则胃寒，寒则水液清冷。肾者，胃之关也，寒邪直中肾脏，浊阴之气逆而上犯清阳，故呕吐涎沫。何以知涎沫为胃寒也？曰：《金匮》言呕吐涎沫者三，皆以为上焦有寒，呕吐涎头痛者，厥阴之气上逆，吴茱萸汤主之；干呕吐逆，吐涎沫者，阳明寒涎逆气不下也，半夏干姜散主之；妇人吐涎沫，下之成痞者，寒饮下而内结也，痞而犹吐涎沫，知上寒未已，先与小青龙汤，三条皆以寒言，故知涎沫为胃寒也。

下利清谷何以是直中？曰：寒邪内侵，真阳衰微，则无以蒸动三焦，传化水谷，故曰：食下不化，完谷而出，是有寒也。经又言"邪热不杀谷"，何也？曰：火性急迫，所进水谷不及变化而下流，然必杂于肠垢之中，不比直中之谷和清水也。

多寐何以是直中？曰：卫气昼行阳分则寤，夕行阴分则寐，阴气盛而阳气虚则多睡，病非表病而畏寒多睡，其为阴寒内结可知，故曰直中。表症多睡者，何也？曰：寒邪外袭，阳气不舒而疲倦，有似贪眠，必见头痛、发热诸症。热邪亦昏睡者，何也？曰：邪犯心胞，神昏不语，或睡中独语一二句，乃热极神昏，非欲睡也。风温症，风热相搏，神愦鼻鼾，与此同例。

肢厥何以是直中？曰：四肢为诸阳之本，阴寒暴乘，阳衰不能自温，故厥，甚者过于肘膝，肘膝为人之四关，厥冷过之，阴气已极，法为难治。阳症亦厥逆，何也？曰：邪热过盛，真阴耗损，阳与阴不相承接，反见厥也，然必有渴饮诸症。

舌黑而润何以是直中？曰：黑者，北方寒水之色，阴寒下袭，逆而上乘，心火受刑，故舌色黑；寒与水同气，津液未伤，故黑而觉润。传经亦舌黑，何也？曰：邪传入阴，真水干涸，阴液耗损，故舌燥裂短缩而枯黑，乃火极似水之象，与直中之黑润大异。

脉沉微何以是直中？曰：沉为阴盛，微为阳衰，脉之动根乎真气，阴寒暴乘，阳气衰弱，故脉沉微。《少阴》篇云：少阴之为病，脉微细。是微细又为传经脉。何以别其为中寒也？曰：微者，阳之微也；细者，阴之细也。寒邪传经，元阳既伤，真阴先损，故微细并见，然中候可得，不必过沉。若直中则有亡阳，而无所谓亡阴，故脉沉至骨，甚且如伏，沉与伏皆象水之沉于下也。喻氏《中寒门》比类仲景《伤寒论》治，言脉微者五。《太阳》篇云：昼日烦躁不得眠，夜安静，无表症，脉沉微，身无大热，用干姜附子汤为救法；见亡阳一症，较亡阴为倍多，故用姜附回阳以协于偏胜之阴也。《少阴》篇云：下利，脉微，用白通汤；利不止，转呕烦者，加猪胆汁。因阴寒过甚，热药不入，加胆汁为向导，使阴寒不拒而虚阳可回也。少阴下利，里寒外热，厥逆，脉微欲绝，用白通四逆汤。因群阴格阳于外，故用通脉，冀其外出也。设脉出艰迟，其阳已随热势外散，又主死矣。少阴病，脉微沉细，但欲寐，汗出不烦，五六日复烦躁，不得卧者，死。伤寒忌见阴脉，今微沉细并见，外症嗜卧，汗出不烦，阳已衰不为用。况始先不烦欲寐，后更烦躁不得卧，并所存一线之阳，亦不能挽矣。《厥阴》篇云：伤寒六七日，脉微，厥冷，灸厥阴；厥不还者，死。灸所以通阳，厥不还则阳不回可知矣。五者偏于阴寒，其脉可论如此，况于卒痛直中者耶？

卷　九

伤寒兼症

浊阴寒湿之邪，上干清阳之位，故头重。恶寒项强者，属太阳，汗之则愈。眩晕，头重不能举者，气虚夹痰也，导痰、六君选用。阴阳易，头痛，眼生花者，逍遥汤下烧裈①散。

头胀，有为风寒侵袭，有为痰热上乘，有为气虚火炎，宜分别施治。冬温、风温、温热、时行、中暑皆有头胀，法宜清解，慎勿比伤寒中风例，任行表散。

少阳表邪传里，表中阳虚，则头眩，《针经》所谓"上虚则眩，下虚则厥"也。然眩虽属虚，亦兼火炎风扰，由两少阳一为火、一为木，火性动而炎上，木为风体好运动，故见症目旋而头眩。吐下后，虚烦痞满，气上冲胸，起则眩者，阳虚也；阳明病，头眩能食，不恶寒而咳，水饮也，并宜苓桂术甘汤。少阴下利止而头眩，时时自冒，不治，此虚极而脱也。诸眩皆气虚夹痰，亦有痰热蒙蔽，清阳不舒致眩运②，甚且欲厥者。经云：诸虚乘寒则为厥。

---

①　裈：同"裈"，内裤。《类篇·衣部》："裈，或作'裈'。"
②　运：通"晕"。《灵枢·经脉》："五阴气俱绝，则目系转，转则目运。"

郁冒不仁，此寒气上逆也，附子汤加干姜温之。郁为郁结，冒为昏冒，如物蒙罩其首，较眩运为尤重。太阳病，下之不愈，复发汗，表里俱虚，因致冒。冒家汗出自愈，表和故也。若不得汗，与以桂枝人参汤；下虚脉微者，少加附子。太阳病，重发汗，阳虚耳聋，叉手自冒者，宜桂枝龙骨牡蛎汤加白术、白芍。病人叉手冒胸，循衣摸床，谵语昏冒，此心火上炎，凌烁肺金，肺气不能自持，所以神识昏愦，勿误作汗后症，或清降，或下邪热，宜分别轻重施治。

　　背恶寒者，阳气不足也。腹为阴，背为阳，阳虚则阴邪乘之，故恶寒。阳气内陷亦有此，是背恶寒，亦有阴阳之异。少阴病三日，口和，背恶寒者，附子汤。热病初起，口燥心烦，背寒者，阳气内伏阴中，肌表之阳不胜寒邪，故背微恶寒；阳明中暍症亦同，并宜白虎加人参汤。

　　风、暑、湿三者干人，皆卫气受病，惟寒邪则入营分，腠理致密，津液内渗，阳邪有余，故身热无汗而喘也。体强实、感受重者，宜麻黄汤；轻者，宜紫苏、豆豉、桑皮、前胡等疏解；邪势渐入阳明，恶风项强者，葛根汤。阳明病，无汗，小水不利，懊憹者，必发黄；渴饮，小水不利，无汗者，为犯本，并宜五苓散。水饮内蓄而无汗，四苓汤加干姜。脉迟无阳不能作汗者，各半汤。

成无己言：三阴不得有汗。朱奉议^①亦言：三阴与阴阳易皆无汗，是三阴病宜无汗矣。而仲景《厥阴例》云：大汗出，热不去，拘急肢疼，下利厥逆，恶寒者，四逆汤主之。阴毒症，额上及手背冷汗不止，则亡阳将脱。《素问》云：阴气有余，为多汗身寒。是则三阴特不宜有汗，非无汗也。

膀胱者，津液之腑，气化而后能出。热蓄于下，湿蕴于中，腑气结而不散，则小水不通，少腹硬满而痛。表邪入里而渴饮，身黄，脉结，少腹硬，心烦懊恼而发黄，热在下焦而引饮，均以利小便为先。惟汗下津液不足、阳明汗多二症，以利小便为戒，恐重耗其阴，反至泉竭，则涓滴不通而死。胸中郁郁，懊恼不安而溺闭者，热伤太阴，肺气不行，膀胱不化也，宜清通肺气，泄热渗水。热伤少阴，四逆，小水不利，或腹痛，泄利下重者，阳邪陷入阴经也，四逆散加茯苓。小水不通，头汗者，为阳脱，关格之症也，多不治。

经云：阴虚则小便难。阴虚阳凑，膀胱受热，故小便赤涩而难，勿妄利之，恐引邪入膀胱而变血也。凡小便不通及难者，分理不应，即当清理肺气，滋其化源。由肺气塞，则小便不行；肺中虚热，则小便难，故改用清化也。

---

① 朱奉议：即朱肱，字翼中，号无求子，曾任奉议郎，人称朱奉议，著有《类证活人书》等。

小便自利者，津液下渗也。太阳病，发热无汗，二便如常者，宜发汗。阳明腑症，微热，小便利而黄赤，承气汤<small>大便硬而水液旁达也</small>。小腹硬，应小便不利，今反自利如狂者，此有蓄血，以血为阴邪，不能耗水<small>膀胱为蓄血所伤，不能约制水液</small>，宜代抵当汤。少阴四逆，小便自利而色白，下焦虚寒，津液下竭也，四逆或真武汤。

肾与膀胱俱虚，而有客热乘之，故小便数而黄赤不长，虽有表症，不可服桂枝，得之便厥，为其走津液也。<small>虚而不能制水，故令数，数则水行多，必涩而不快，涩故愈数。</small>伤寒脉浮，自汗，小便数，心烦挛急，微恶寒，尺弱者，黄芪建中汤；不应，加生附子汁、制黄芪。小便数，不更衣十日无所苦，渴者，五苓散。邪气内搏宿饮则肠鸣，虽寒热有不同，无不因积饮所致。下后身热不除，痞硬，腹中雷鸣下利者，泻心汤。寒气，雷鸣切痛，胸胁逆满，呕吐者，附子粳米汤。

膈间气塞而满者，为胸满，与心下满异；胁肋下气塞而满，为胁满，与腹中满异。邪气传里，必自胸胁以次至腹入胃，胸胁满者，邪初入里，气郁不行也，只宜柴胡、枳壳和之。邪气久留，聚而为实，非吐不可。经所谓"在上者，因而越之"也。发热咳嗽，胸满胁痛如挫者，邪热挟湿痰攻注也，宜二陈加前胡、枳、桔、栝蒌、芥子。胁下偏痛，发热，其脉紧弦，此寒也，宜二陈加桂枝、干姜、枳壳、乌药、旋覆花主之。

伤寒阴邪，未从外解而遽下之，邪势乘虚内入，而为痞。心下痞塞，表症仍在者，先与柴胡汤，后用泻心汤等。汗解后，心下痞硬，腹中雷鸣下利者，胃不和也，生姜泻心汤。太阳病，误下而痞者，胃虚客邪上逆也，甘草泻心汤。下后复发汗，心下痞，恶寒者，表未解也，先用桂枝解表，后用黄连泻心汤攻痞。心下痞，按之濡，关上浮者，阴气上逆也，黄连泻心汤。心下痞，恶寒汗出者，阴盛阳微也，附子泻心汤。少阳症误下，痞而不痛者，半夏泻心汤。因下而痞，与泻心汤不解，烦渴，小便不利者，五苓散，以其津液为热所耗。痞满胀引胁下痛，干呕短气，汗出不恶寒者，外邪水饮两相搏结也，吴茱萸汤加桂枝、枳壳，重者十枣汤下之。汗吐下后，痞硬，噫气不除者，胃气上行，有升无降，所谓弦绝者，其声嘶；土败者，其声哕也，代赭旋覆汤。外症未除而数下之，利不止，心痞者，胁热利痞也，黄连泻心汤。

伤寒表症误下，实邪内陷，则为结胸，当胸硬满而痛也。脉浮大而表邪未尽者，不可遽下，必先解表，宜桂枝汤。误下之，初觉结胸症见，急与苓桂术甘汤，如未解，候日足再下之。中风病误下，脉迟，胃中空虚，客气动膈，短气，烦躁懊憹，阳邪内陷，则为结胸，宜大陷胸汤_{阳本亲上，故居高位，而心下硬痛，为结胸也。}伤寒六七日，结胸，热实，脉沉紧，心下硬痛，大陷胸汤_{伤寒误下虽成痞，亦时有结胸之候，故沉紧为伤寒结胸，明其异于中风也。}结胸，项强如柔痉状，邪结紧实也，下之则和，宜大陷胸丸。太阳病汗下后，不大便五六日，舌上燥渴，日晡潮热，从心至小腹硬痛者，大陷胸汤太阳结胸兼阳明内实也。心下满，按之则痛，脉浮滑者，为小结胸，痰饮挟热邪内结也，小陷胸汤主之满在心下，异于结胸之在心上；按之痛，异于手不可近；脉之浮滑，轻于沉紧。伤寒六七日，发热微恶寒，微呕，心下支结，外症未去者，柴胡桂枝汤主之邪结心旁，不在正中，比小结胸更轻矣。邪尚在阳，不用大陷胸，以大陷胸主里而不主表也；亦不可用小陷胸，以小陷胸主饮而不主表也。伤寒十余日，但结胸，无大热者，水结胸也，但头汗出者，大陷胸主之结胸系外邪内饮搏结胸间，未全入里，故用陷胸汤、丸。世人乃谓结胸之外，另有水结胸一症，又谓支结即支饮结聚，亦另是一症，真乃横生支节。心下结痛，无热症，不渴不烦者，寒实结胸也，甘草干姜汤；未效者，枳实理中汤。结胸兼发黄、发狂、发斑、发呃、发哕者，剧。结胸症具而烦躁者，死津液已竭，胃气垂绝也。

经言：病发于阳而反下之，热入因作结胸；病发于阴而下之早，因作痞；结由阳邪，痞由阴邪，其来不同。结者，盘结胸间；痞者，痞塞心下，见症又异，故仲景立泻心、陷胸两法。《太阳》篇言结者十有二，言痞者十有一，条分缕晰，一丝不混。至如柴胡症具，下之心下硬痛者，结胸也，陷胸汤主之；满而不痛者，为痞，宜半夏泻心汤主之，尤为索隐指微，金针细度。近人凡遇伤寒入里，不论胸间、心下，概言结胸，与之攻劫，究于痞、结之间，未能了了，危急之时，毫厘千里，可混言乎？

寒郁中脘，阳气抑而不舒，欲吐而不能吐，则干呕。表不解，干呕身热微喘，或自利而咳，桂苓、二陈对用。汗出痞闷，胁下引痛，干呕短气者，十枣汤。厥冷，干呕哕，烦满者，橘皮竹茹汤。太阳腹满，干呕者，理中汤加橘、半。少阴病，下利，脉沉细，干呕，干姜附子汤。干呕而烦，厥逆无脉，白通加猪胆汁汤。膈上寒饮，干呕，四逆汤加吴萸、生姜。厥阴干呕，吐涎，头痛、吴茱萸汤。温热时疫，干呕，烦闷者，黄连解毒汤。

哕者，声浊而长。经曰：木槁者，枝叶枯落，病深者，其声哕。因胃气本虚，汗下太过，胃气虚冷，故哕。冷饮停积，水寒相搏，则亦哕，并宜理中汤主之。伤寒哕而腹满，热气壅遏，上下塞而不通也，宜承气汤下之；潮热时哕，治同。温病热未除，重感暴寒，或伤冷食而哕者，黄芩加半夏生姜汤。热病汗不出，颧赤而哕者，死。腹满不尿，脉散，头汗，目瞪而哕者，亦不治。

胸中气隔不通，则为噫气。胃中本有客寒，下焦厥气复上犯胃，故噫也。伤寒汗下后，痞闷，噫气，旋覆代赭汤。

气自腹中上冲，才发声于咽喉则遽止，声扎扎然连续，短促不长，为呃逆。阳明邪热燥实失下，逆而上犯，则呃，脉必应指有力，症必燥、渴、便闭，此非真呃也，治以大承气汤；便不结，生姜泻心汤。胃有痰饮，气口弦滑，大于人迎，橘皮半夏汤。食凉饮冷，水停心下，胃中虚冷而呃，脉结而代，橘皮干姜汤平素食少者，加姜汁炒白术。往来寒热而呃者，邪将入里，里不受邪，逆而上冲作呃也，小柴胡加黄连、干姜。三阴虚寒沉痼，相火迫而上逆，自脐下直冲胸臆而呃，此真气欲尽也，脉沉而细，知不在胃，宜附子理中合丁香散；面赤者，急投羌活附子散。病人烦躁，自觉甚热，他人以手扪其肌肤则冷，此无根失守之火散乱而为热，阴极似阳，非实热也，急用附子汤加姜、桂、丁、沉，下黑锡丹，呃止者，吉。

趺阳脉微而紧，紧为寒，微为虚，微紧相搏为短气。短气者，似喘非喘，呼吸短促不续也。心腹胀满者，为里实；心腹濡而不满，少气不足以息者，为表虚。表症不解，面赤烦躁，不知痛处，而短气脉涩者，桂枝、栀豉汤对用。阳明内实，潮热，不大便，腹满短气者，三承气汤选用。渴饮，水停心下，短气妨闷者，茯苓甘草汤；小便难者，五苓散。虚烦短气，懊憹者，栀豉汤。脉沉迟细弱，厥逆，口鼻难布息者，四逆加参汤。温热、时疫，俱有短气，温热则舌赤甚，时疫则白苔如屑，宜黄芩、白虎、达原饮等；若苔黄及焦黑，急用凉膈、双解、解毒、承气之类。

邪气壅遏清道，气郁不伸，逆而上冲，则喘。恶风、自汗、发热，香苏散。汗下后，汗出无大热而喘，苏子降气汤。误下，脉促，汗出而喘，葛根芩连汤。邪气在里而喘，心腹胀满，内实便闭，自汗短气，潮热，大承气。水气上冲而喘咳，悸，干呕，小青龙；内伏而喘咳引胁痛，十枣汤。脉沉细而喘促无汗者，四逆汤。诸喘皆恶候，经曰：直视谵语，喘满者，死。又，身汗如油，喘不休者，为绝候。

气逆者，气自腹中逆上冲也。太阳症下后，气上冲者，为引邪内犯而里不受也，旋覆代赭汤。病如桂枝症，头不痛，项不强，寸脉浮，胸痞，气上冲咽喉不得息者，胸中实热蕴结也，宜小陷胸汤。脉微者，吐之则心中逆气上冲胸，起则头眩；脉沉紧者，汗之则动经，身振振摇，并苓桂术甘汤。厥阴气上冲心，为寒热错杂之邪，宜桂苓、左金对用。病如虚羸少气，气逆上冲欲吐者，法宜降逆和胃。有动气，误发汗，气上冲而热者，法宜镇虚逆，和卫阳，皆正气虚而邪气逆也。

热邪内郁，不得发越，则烦热。不经汗吐下而烦热者，太阳表症也。故曰：病人烦热，汗出则解。又曰：发汗已，热解半日许复烦，脉浮数者，再与桂枝汤<small>经文有桂枝汤一法，今但宜和解，不必拘泥</small>。烦热，自汗而渴，属阳明；烦热，脉弦或呕，属少阳。伤寒六七日，手足三部脉皆至大，烦而噤不能言，且躁扰者，为欲作汗解；四五日鼻干，目瞑，脉数而烦，为欲衄，黄芩汤加生地、山栀。差①后虚烦不得眠，法宜敛阴和胃，《金匮》酸枣仁汤加茯苓、竹叶。服药后，头面遍身发痒，烦闷者，为药烦，胃虚不胜药力也，热姜汤徐徐呷之。

烦者，扰乱而烦；躁者，愤②急而躁，皆热也。而有阴阳之别焉，烦为阳，躁为阴，故曰：心热则烦，肾热则躁。然亦有别焉，未汗下而躁者，实也；既汗下而躁者，为虚。

太阳表症，发热恶寒，不汗出而烦躁者，宜香苏兼栀豉汤。太阳里症，渴饮而烦躁，及无热，但狂言烦躁者，并宜四苓散加山栀。表症罢而便闭烦躁者，阳明内实也，三承气。汗下不解而烦躁恶寒者，虚寒也，茯苓四逆汤。脉数心烦而躁，至夜不安者，气虚也，芍药甘草汤。昼日烦躁，至夜安静者，虚烦也，宜养阴化热。少阴吐利厥冷，烦躁欲死者，吴茱萸汤。阴盛格阳，渴饮，脉沉细而疾躁乱极者，水极似火也，与以霹雳散；药入躁反甚者，为药力未至，如改用寒凉，则阳消而死矣，宜更以热剂济之。

凡结胸症具而躁，厥利而躁，少阴吐利而躁，肢冷蜷卧、脉不至而躁者，皆不治。

---

① 差：同"瘥"，病愈。《方言》卷三："差，愈也，南楚病愈者谓之'差'。"

② 愤（fèn奋）：亢奋。

伤寒表症误下，正气内虚，阳邪内陷，结于心胸之间，郁闷不舒，则为懊憹_{苔滑不能食，头汗出而懊憹；阳明病下之，外有热，手足温而懊憹；汗吐下后不得眠而懊憹。}皆邪热郁于胸中也，宜栀豉汤。下后懊憹而烦，有躁屎也，宜更下之。阳明病，身热无汗，二便不利，燥渴懊憹，湿热内积也，必发黄。温热病懊憹，热毒蕴于膈上也，凉膈、解毒选用。

阳气蒸于头面，聚而不散，缘缘面赤为怫郁①，缘缘者，时赤时不赤，若有所愧赧②也。阴盛者，赤色暗而不光；阳盛者，赤色明而且润，非面红概属阳火。伤寒发汗不彻，或早揭衣被，致阳气怫郁在表，面色正赤，烦躁不知痛处，香苏、栀豉对用。汗吐下后，胃中虚冷，外气怫郁而畏寒，厥逆，无脉者，四逆汤加白术；外有微热加桂枝。热病面赤渴饮者，白虎加人参汤。腹满潮热，脉数大而赤者，因便闭而邪热上冲也，凉膈、双解选用。下后热解半日许，复面赤者，黄连解毒入参、白虎选用。下元素虚，误下伤阴，阳气发越，目陷肢逆，面赤者，不治。

伤寒热入于胃，水涸粪燥，必发谵语。不恶寒，但身热发渴，大便黑，语无伦次者，调胃承气汤。三阳合病，谵语遗尿，白虎汤。大热干呕，错语不得眠，黄连解毒汤。无表热，但狂言烦躁者，热结膀胱也，五苓散。汗多

---

① 怫（fú 浮）郁：忧郁。
② 愧赧：因羞惭而面红耳赤。

亡阳，谵语，身自和者，法宜和营敛阴，桂枝龙骨牡蛎汤。脉弦细而微，身汗，或寒热呕逆，二便自利而郑声者，小柴胡汤。脉微弱而和，手足温者，生脉散。气息短促，脉沉细欲绝，附子汤倍参。

伤寒热毒在胃，并入于心，使神不安，遂发狂，故曰：邪入于阴则喑，邪入于阳则狂。发狂虽主胃腑实热，亦有属经症者，如病不饮食，二便自调，脉紧，骨节烦疼，奄然①发狂，此阳明经热欲作汗而狂，不必用药，频与姜汤，助其作汗自解。温热时疫，热甚脉大者，并宜下；脉浮兼表症者，凉膈、双解、三黄、石膏皆能发汗解表。

邪热甚则伤血，血热不散，乘表虚而发于肌肉则为斑，轻如蚊迹，重如锦纹。《千金方》云：红赤者，胃热；紫赤者，热甚；紫黑者，胃烂。脉大有力，身温足暖者，顺；脉沉，足冷气弱者，逆候也。斑点将出之时，慎不可用寒凉，恐伤胃而成呕哕。斑点既出，不宜发汗，汗之则增剧；又不宜早下，下早则毒内陷。伤寒失于汗下，热毒内攻，蕴结胃腑而发为斑，脉象洪数，热甚烦渴者，三黄、解毒、犀角、大青以清之，脉弱加人参。外热已退，内实谵语，小剂凉膈散或大青汤加梨汁以润之_{阳症误投热药}发斑者，与此同例。温热病，胃热发斑，错语神昏，而下症

---

① 奄（yǎn 掩）然：忽然。

未全者，黄连解毒加犀角、元参。冬应寒而反温，或春夏温热之气蕴蓄于内，发斑如锦纹者，为温毒发斑，宜犀角、大青。天行不正之气感于内，大红点发于皮肤上者，谓之时气发斑；小红点隐于皮肤中者，为疹。疹发于肺，宜犀角元参汤加牛蒡、薄荷以散之；斑出于胃，大青汤清之。时气传染，中无实热者，丹、栀、元参、生地等清解之。暑月受凉饮冷，内外皆寒，逼其热浮游于外而发为斑，为内伤寒发斑，其候寒热间作，或鼻微衄，脉沉而涩，表无热，斑亦无多，宜调中汤。虚极身热自利者，不治；用补中益气，间有生者。虚寒下伏，逼其无根之火聚于胸中，熏灼肺胃，传于皮肤而发斑疹，如蚊迹蚤痕，手足多而胸胁少，头面、背上、阳部殊无，其色淡红，稍久则为微黄，身虽有热而安静，脉沉而细，宜附子理中去术，甚则通脉四逆汤。

经曰：湿热相交，民多病瘅。瘅者，独阳无阴也。阳明里热极盛，湿热相搏，脾土受蒸，色见于外则身发黄，湿气胜则如熏，黄而晦；热气胜则如橘，黄而明。伤寒蒸热不解，至于发黄，热势已极。太阳病失汗，一身尽痛，头汗发热而黄，麻黄连翘小豆汤。发热，小便不利而渴，栀子柏皮汤加赤猪苓小便利，大便黑，如狂，头汗发渴，身黄如橘，为瘀热，但胸胁痛者，犀角地黄加大黄、茵陈；小腹痛者，桃核承气加茵陈。一身尽痛，发热口渴，头汗，小便不利，身如熏黄，为湿热，五苓散加茵陈。肢冷，呕闷自利，胸中气促，苔滑，脉沉细而紧，阴黄也，四逆汤加茵陈。下后发黄，脾土受伤，热去而湿在也，调中饮加茵陈；外微热者，五苓散。一身尽痛，不能转侧，身黄，肢厥，倦怠少气，脉沉细而迟者，寒湿也，白术附子汤。经络热甚，阳气壅重，阴血迫而上行，妄干清道则鼻衄，衄而成流者，邪气欲解也寒邪欲解，经络疏通，荣血周流，故谓衄为红汗；滴点不成流者，邪在经也，以葱豉、香苏散汗之。缘邪热在表，不得作汗，因而迫血妄行，夺其汗，血将自止。脉不浮紧，外无热者，不与此同例。衄血渴饮，水入即吐者，先服五苓散，次用竹叶石膏汤。邪入里而燥渴心烦者，犀角地黄汤以清余热。冬温、温病衄血，黄芩汤加茅花如无茅花，以茅根代之。热病、时疫，通宜白虎汤加藕汁、茅根汁。阳毒、阴毒，犀角地黄加百草霜。伤寒衄血，误用犀角地黄凉剂，致血留心胸而痛者，一味木香，酒磨不时呷之。阴血本虚而衄者，参归汤。误发少阴汗，下厥上竭，口鼻耳目出血者，难治；与《千金》当归汤而衄不止者，死；止而头眩或头汗出者，亦死。

伤寒失汗，热毒入内，迫血妄行，从胃脘上逆而吐，神昏烦躁，肢厥胸满，一二症见者，即宜犀角地黄汤。大便闭结，热邪上攻者，宜釜底抽薪法，生地四物汤加大黄下之。邪热初犯内腑者，加味栀豉汤。阴虚火炎，血凝结如朱漆，独参汤下六味丸。血虚而热，虽赤不结，黄连阿胶汤。胃虚则不甚赤而散，安胃散去黄连。

伤寒邪热极甚，郁久不发，则吐脓血。经曰：服桂枝汤吐者，其后必吐脓血，此非特酒客辈，素多湿热蕴积为然。凡春温、风温误行辛散，多有此变，宜山栀、丹皮、丹参、赤芍、生薏仁、连翘、黛蛤散等清热去瘀。冬温误用辛甘发汗不解，复大下之，致胃气虚寒，邪伏阴中，寸脉沉迟，尺脉不至，咽喉不利，咳吐脓血，宜甘桔汤加赤芍、丹参、生薏仁、石斛、牡蛎、石决，敛阴抑阳。

太阳病失汗，邪热攻络，血气流溢，与热相搏，结而不行，则为蓄血。血蓄于上则善忘，蓄于下则如狂。如外邪未解，则先解外；外已解而小腹急结者，桃核承气汤。小腹硬痛，便黑者，抵当汤。下后脉数不解，消谷善饥，六七日不大便者，此有瘀血，宜抵当汤。阳明病，其人善忘，大便黑，胸中不可近，此蓄血也，犀角地黄汤加大黄。蓄血症，便腻如漆。若黑燥如煤者，为燥结，非蓄血也。产后感冒或伤食，血瘀不行，腹胀喘逆，此血化为水也，下瘀血汤，不应，急加人参、干漆灰。蓄血症，舌苔边中黑而极薄润，必无干燥焦黄者，以血属阴，无实热故也。

便血有阴阳冷热之不同，便脓血则皆积热，伤寒邪热内传阴血，迫而下行也。厥逆发热，脉数饮水，下脓血者，白头翁汤。脐下热而痛者，芍药甘草汤。有少阴传经坏病，二三日至四五日，腹痛下利，便脓血者，桃花汤。少阴温热病，下脓血，烦渴不得眠，黄连阿胶汤。少阴病八九日，一身尽热，以热在膀胱，必便血也，宜黄芩汤，冬月宜《千金》当归汤。阴症下血色晦，或发呃者，附子理中汤。阳症内热，则下鲜血；阴症内寒，则下瘀血。紫黑成块，或如豚肝，及下血水多者，皆不治。下利脓血，脉宜虚小；脉阴阳俱虚，热不止，脉弦大而实紧者，皆不治。

邪热不解，传至厥阴，厥阴为阴中之阳，最易发热，龙火挟邪，痹着少阴之经，以阴从阴，故阴中火发，必发于喉，火性上炎，故喉痹。厥逆发热，或吐脓血，咽痛喉痹，皆热邪有余之候。《厥阴例》云：厥利自止，而反汗出咽痛者，其喉为痹。发热无汗而利不止，必便脓血；便脓血，其喉不痹。此明热邪在里，即不复在表，在下即不复在上也。下条云：热厥应下，反发汗者，口伤烂赤。明热深厥亦深，当用苦寒清里，如小承气汤；若不用寒凉，而用辛甘发汗，则引热势上攻，必致口伤烂赤。

失音者，声喑不扬，虽有寒热之殊，皆少阴经症；亦有肺受伤者，子病传母也。寒客少阴，咽痛失音，脉沉，背恶寒者，附子汤冷服风热挟饮上攻，咽痛，声不出；风温误汗，灼热，语言难出，热伤少阴之经也。

伤寒误用辛热太过，肺燥失音，并宜甘桔汤加象贝、杏仁、紫菀、元参；甚者加干地黄。误用苦寒敛肺，声哑兼欲衄者，文蛤散。伤寒邪热内袭心胞，神色昏愦，因而不语，急用至宝丹，研细，蔷薇露调服。阳明邪实，经络不能流通，火热熏灼心肺，亦致不语，急宜三黄汤、调胃承气下之。身热自汗，神昏不语，叉手冒心者，汗多伤营，心神失养也，宜枣仁汤加龙骨、牡蛎，安神敛汗。热病喑哑，不能言者，热毒郁结，表里上下不通也，白虎、凉膈等热服，得汗则愈。经所云"热病音哑不能言，不得汗者，死"是也。

脾气素虚，水结不散，则发动气，筑筑①跳动，见于脐之上下左右，不可误下、误汗<small>病人素有痞积，亦为动气</small>。误下则腹满拘急，身虽热反欲蜷卧；误汗则气逆上冲，或大烦，目晕欲呕，通宜加减桂苓汤。

足冷者，胃中阳气不得下通，下焦卫气不能自温也，宜桂枝汤加白术、怀牛膝、茯苓主之。脐下结痛、不可按，及下白脓者，躁屎内结，大肠液伤而下也，先用消导一剂，后与调理。感暑身热，足冷多汗者，作湿温例治。

四逆者，手足逆冷，四肢温也；厥逆者，四肢时温时冷也。自热至逆，自逆至厥，皆传经之邪。少阴症四逆，或兼咳悸，腹满泄利等症者，四逆散。手足厥冷，便闭溺赤，脉沉而滑者，小承气汤。初病便厥冷四逆，脉沉者，从阴寒例治。阳明发热，误服寒凉太过，或汗下过多，致四逆者，从坏症例治。

---

① 筑筑：形容脉跳动急速。

周身不和，手足厥冷者，为厥。三阳经脉并起于四肢，阳气遏伏，故厥。虽有寒厥、热厥之分，均属阴经，不可发汗。传经热厥，外厥冷内则热极，由大便失下，邪热内结，血气不通，故手足乍冷乍温，唇与爪甲青紫，火极反兼水化，宜凉膈、大承气等。温热时疫，热极而厥，便闭腹满，背微寒，脉浮滑者，白虎汤；沉滑者，凉膈合解毒，或合承气下之，此温热厥逆，治法不可拘泥于阳厥，而禁大下也。直中寒厥，起即逆冷，唇爪青紫，二便清利，脉沉细无力，无头疼身热，宜理中、四逆、附子等。阴盛格阳症，厥逆烦躁，面赤戴阳，脉数疾而无伦，此为虚阳发露，白通、通脉四逆选用。伤寒坏病，多有厥逆烦躁者，不独阴极也。有阴伤、阳伤之分，阴伤宜滋补真阴，兼清血中郁热；阳伤宜温养胃气，兼助下焦真阳，不得以阴厥、阳厥例治。逆冷，脉乍紧，心下满而烦，痰厥也，宜先探吐，继以半夏茯苓汤等。厥逆，上部有脉、下部无脉，食厥也，亦宜探吐。厥而心下悸者，水饮停阻也，宜半夏干姜汤加桂枝。少阴脉不至，厥冷，昏沉如死人者，名尸厥，宜从阴毒例治。胃中阳虚，不能生化脾土，脾脏气衰，水谷不化，胃气不行，经脉不通，故身冷而厥，是为脏厥。伤寒脉微而厥，至七八日，肤冷躁无暂安，此脏厥，非蛔厥也，附子理中汤急温之。

昔人言：杂病吐蛔，责于热；伤寒吐蛔，责于寒。不知蛔厥症皆胃虚邪盛，寒热错乱所致。仲景乌梅丸辛热苦寒并用，而独不用甘草者，蛔闻甘即起，闻酸即止，闻苦即定，见辣则头伏而下。设纯用辛热，则吐逆转剧；误用苦寒，则微阳顿绝，危殆将立至。《金匮》又有甘草粉蜜汤，纯用甘味者，为久病胃虚，不得食而吐蛔者发，不得执此以例彼。表症见即吐蛔者，夹食也，二陈汤加生姜、川椒。少阳往来寒热，呕而吐蛔者，左金丸加柴胡；胸痞，黄连泻心汤治之。腹满便闭，热甚昏愦而吐蛔者，小陷胸汤主之。厥阴消渴，气上撞胸，食即吐蛔者，中焦寒极，无根失守之火浮于上焦，故能消水，连理汤用乌梅糊丸、川椒汤送下；便闭者，酒制大黄微利之。蛔上膈，烦躁欲死，脉沉迟，足冷便闭者，不治。蛔色赤而活，属胃热，尤可治；色白而死者，则为败。病如结胸，饮食如故，时自利，不往来寒热，其人反静，舌白苔滑，寸浮、关上细小沉紧，无阳症者，为脏结。无阳症者，无表症也；不往来寒热者，无半表里症也；其人反静，则并无里症矣。既无表里症，而舌苔何以白滑？是丹田有热，胸中有寒也。丹田，阴也，反有热；胸中，阳也，反有寒。此其病不在表里，而在上下，外邪下结，结气上攻，上下相悖，反困于中，所以谓之难治。此症全以外受之邪定轻重。舌上白滑，则所感深重，互结之势方炽，单表、单里及两解表里之法，俱无所用，惟温中散邪，俾阴气渐下而内消，客邪渐上而外散，两相开解，脏结自愈。

《伤寒论》言脏结者三，不详治法，但曰"不可攻"，后贤墨守前经，亦复置而不讲，不思症既不治，何以忽曰"不可攻"？脏既痼结，匪攻而结何由开？是正欲人会意言外，详其攻之次第。篇中言：外不解者，尚未可攻；下利呕逆，不可攻；表解乃可攻。攻法已具。惟脏结症，不在表里，而在上焦、下焦之两途，虽与里症具而表症未除者相同，但其阴阳悖逆，格拒不入，症转凶危。将欲攻邪，阴邪固结，腹内拒痛，攻之是速其痛引阴筋而死也；将欲不攻，则邪结何自而开？敷衍必至坐毙，且恐比诸结胸例，卤莽徒事，是以特举攻法为戒，欲人先调其阴阳，使之相入，苔滑既退，然后攻之，则热邪外散，寒邪内消，而脏结将自解矣。

病人素有动气，在当脐上下左右者，不可发汗。素有痞气，在胁下连脐旁者，不可攻，黄连汤、连理汤选用。能食自利，腹胀急者，备急丸。腹痛引胁下、不可按者，附子理心汤。素有痞积，痛引阴筋者，四逆汤加吴萸、肉桂。

寒意懔洌，心神耸动，为振汗，下太过，阳气虚极而作也。振似战而稍轻，战则鼓栗；振则虚而不争，但耸动耳。伤寒吐若下后，气逆冲胸，起则头眩，身振振动摇者，苓桂术甘汤。由津液重伤，筋脉失养，致令振摇也。太阳病，发汗不解，心下悸，头眩，身瞤欲擗地者，真武汤主之。擗者，辟也、避也，汗出太过，卫气解散，似乎外廓全无，故振振然四顾傍偟，欲辟地而避处其中；阴证似阳，欲坐井中，避热就冷也；汗多亡阳，欲入土中，避虚就实也。向来皆误为惊风，实由未知擗地之义。阴阳相争，肢体动摇为战栗，战属阳，为邪欲解；栗属阴，为邪方盛。战外栗内，混为一者，非也。凡人正气内实，邪不能争，则汗出而不发战。正气本虚，邪欲出而与正争，胜则为振，甚则战，战已发热，汗出而邪解矣。正不胜邪，虽战无汗，为难治。若至半日，或至夜有汗亦解。伤寒表邪过盛而战者，神术散。温热病，发战或齿龂，凉膈、承气下之，必汗而解。经曰：阴中于邪，内必栗，阴气内胜，正气虚极，不能胜邪，忽然摇头鼓颔，心若振动，遂成寒逆，宜姜附四逆汤。阳虚不能作汗而栗，术附汤。始病无热而栗，手足逆冷者，四逆汤。误发其汗而栗，真武汤。夹冷食及内栗，寒热不得解者，甘草干姜汤。脉实便闭者，大承气汤。坏症寒栗，正气虚极也，养营、大建中选用。

心中跳动，不能自安者，为悸，即怔忡也。阳气内陷，心虚不能自持，则悸；汗后、下后正气内虚，邪气交击，则亦悸，较气虚为尤甚；饮水过多，水渟心下，心为火恶水，不能自安，则亦悸。太阳病，发汗不解，仍发热，心下悸，头眩，身𥉠者，真武汤。太阳病，小水利者，以饮水故心下悸，苓桂术甘汤；小水多者，必苦里急，猪苓汤停水而悸，或厥者，虽有外邪，必先利水，免致内渍而为自利，外渍而为肿胀也。太阳病发汗过多，叉手自冒心，心下悸，

医
悟

一
六
〇

欲得按着，宜桂枝甘草汤。阳本受气于胸中，汗多则阳虚，故叉手自冒，或耳聋无闻，重汗阳虚也。发汗后，脐下悸者，欲作奔豚，苓桂汤主之。汗为心液，汗后悸者，心气虚而肾动也，肾邪欲上凌心，故脐下先悸，苓桂直趋肾界，预伐其邪，所谓上兵伐谋也。

惊惕者，心中恇怯①，不能自安，火迫及大吐、下后所致。太阳脉浮，宜以汗解，反以火迫，必惊狂，宜救逆汤。火逆下之，复烧针，因惊狂者，桂枝甘草龙骨牡蛎汤去桂。少阳症吐下，邪犯本而惊烦，胸满，溺涩者，柴胡加龙骨牡蛎汤。

经曰：阳气者，精则养神，柔则养筋，发汗过多，津液枯少，阳气大虚，筋肉失养，故惕惕然动，瞤瞤然跳也。发汗过，厥逆，筋惕肉瞤者，真武汤；恶寒，去芍药，倍附子；恶热，去附子，倍芍药。素有动气，误汗，筋惕肉瞤者，理中汤去术加桂、附、茯苓。素常失血，经脉失养，时时筋惕者，宜参、芪、归、芍大剂，气血并培。

阴症冷极发躁，脉沉细，面赤如微酣状，为浮火上冲，水极似火也。凡下元虚惫之人，阳浮于上，与表邪相合，则为戴阳。阳已戴于头面，更行表散，则孤阳浮越，危殆立至矣。陶节庵法，以参、附收拾阳气，归于下元，

① 恇（kuāng 匡）怯：懦弱。

别加葱白透表，以散外邪。又伤风症，误用麻黄发汗，致戴阳烦躁者，亦与伤寒无异。总由下元素虚，是以真阳易于上越。下利清谷，里寒外热，脉沉迟或微欲绝，面赤咽痛者，白通汤或通脉四逆加葱白_{凉服}。夏秋伏暑戴阳，上热下寒，腹痛泻利者，冷香饮子。喘汗呕泻者，浆水散下来复丹。阳邪在表，怫郁面赤而手足自温；阴症戴阳，面赤，足膝必冷，不可但见面赤，概以热症也。

瘈者，筋脉急而缩；疭者，筋脉缓而舒。伤寒汗下后，虚风鼓动则瘈疭。古人以其似痉，从小续命汤例治，不知坏病变见此候，乃脾虚生风之象，虽有六经形症，断不可用风药，宜养营汤加减；有热者，去桂加钩勾、石决。风温被火，微黄，烦惊瘈疭，宜丹皮、参、栀子、竹茹、钩勾、牡蛎等。瘈疭，戴眼反折，汗出如珠，为太阳绝，不治。

血气衰少，不能灌输周身，邪气乘虚窃伏，是以肌肤顽麻，不知痛痒，厥如尸而郁冒，是为不仁，经所谓"肉苛①"也。脉浮，香苏散加赤芍等；脉虚，养营汤。脉浮而洪，身汗如油，喘而不休，体形不仁，则为命绝，不治。伤寒失汗，邪热入里不解多日，饮食少而肠胃虚，三虫动而求食，蚀人脏腑，则为狐惑及䘌②，皆虫症也。《金匮》云：狐惑病，状如伤寒，嘿嘿欲眠，目不得闭，卧起

---

① 肉苛：以肌肉顽麻沉重为主症的疾病。出《素问·逆调论》。

② 䘌（nì 逆）：虫食病。

不安，虫蚀于喉为惑，上唇有疮而声嗄；蚀于阴为狐，下唇有疮，恶闻食臭，面目乍赤乍白，甘草泻心汤主之。病脉数，无热，微烦欲卧，汗出，初得之目赤如鸠眼，七八日目眦尽黑，若能食者，脓已成也，赤小豆当归散。蚀于下部则咽干，黄连犀角散。

伤寒汗下误用，阴阳交错，邪结不解，热邪犯肺，肺司百脉，热则经脉废弛，故百脉一宗，举皆受病，无复经脉传次，是为百合病，即痿症之暴者。以肺热叶焦，气化不行，故小便不利，似寒似热，不卧不食，药入辄吐，脉来微数，似有邪祟头痛者，六十日愈；头不痛，但恶寒者，四十日愈；但头眩者，二十日愈，宜百合地黄汤，取百合之清肃肺气，疏利水道，则周身之热自化也。

夹阴伤寒，身热头疼，足冷阳缩，及三阴中寒，阴盛格阳，面赤阳缩者，皆真阳内竭，不可与传经囊缩比例。

直视者，目上瞪而不动也。直视摇头者，心绝；狂言，目反正视者，肾绝；戴眼反折，汗出如珠者，膀胱绝，皆不治。血家误汗，重伤血液，遂眦急不能卒视，宜大补气血。目中不了了，犹能视物，谵语便闭者，为邪实，大承气汤。

头者，诸阳之会，阳脉不治，则头为之摇。里有痛者，语言则剧，故欲言而头摇。痉病，风盛于上，亦独头摇，风主动摇也。浮阳独越，体如烟熏，直视而头摇者，则为心绝，不治。

膀胱不约为遗溺，肾虚则膀胱之气不约，故小便出而不自知。三阳合病，谵语神昏，热盛而遗尿者，宜清心解热。阴邪厥逆，脉微，寒极而遗尿者，宜温肾散寒。汗下后不解，阴虚火动而遗者，重汗表虚，肺金受伤，膀胱津少，不能约制也，生脉散加黄芪、肉桂。病久脉和，体泽遗溺者，膀胱虚而寒凝不化也，附子汤加益智、补骨脂。狂言直视，遗尿者，肾与膀胱俱绝，则不治。

循衣撮空，本皆为死候。仲景又云：循衣摸床，直视谵语，大承气下之，脉弦者生，涩者死。是此症非大虚，即属大实。厥而便滑，独参汤，厥逆加附子。亡血，生地黄汤。气血空虚，瞤振，脉代，大补汤加桂。胃阳衰竭，不能温养分肉，荣卫失职，则冷汗出，宜保元汤加减。伤寒，环口黧黑，柔汗发黄者，脾绝；阴毒，面青黑，额上、手背冷汗不止，荣卫绝，皆死。

伤寒新瘥，血气空虚，余热未净，遽然起劳，动则血气沸腾而发热，为劳复。传经之邪，自表至里，则有次第；劳复不然，治宜迎而夺之，不待其传。起居不时，虚热燥渴，喘乏者，《千金》麦门冬汤。身热，食少无力，补中益气汤。

土虚不胜谷气，则内滞而食复。余邪未净者，枳实栀豉汤。关脉洪大，烦渴谵语，腹痛便闭，或发热，宜调胃承气或麻仁丸下之。

古称食谷则危，饮酒则剧，缘大病后，余热未净，酒味辛热，助其余邪，则热必复。脉弦大者，黄连解毒汤；洪大者，竹叶石膏汤。食、劳二复，识其病势，自不张皇，先病七日汗出，复亦七日汗出；先十四日汗出，今亦十四日方解。疫症三四次汗，复亦三四次战汗，不足虑也。

男病新瘥与女接，其病遂遗于女；女病新瘥与男接，其病遂遗于男，是谓阴阳易。不因易而致病者，曰女劳复，古方通用逍遥汤治之。

男子阳缩，小腹绞痛；女子痛引阴中，皆不可治。轻者用烧裈散、五苓散加韭根、鼠粪煎服，使邪火从小便泄去也。

伤寒瘥后，久久不平，错语少神似疟，烦热颊赤，脉浮散而软，此先前发汗未彻，余热遗在心胞也。奉议、节庵①俱主麻黄知母汤。然脉散且软，恐尚未合，不如用清热和营法，较为平妥。寒热如疟，青蒿、丹皮、白芍、石斛、通草、灯心等治之。

伤寒汗下不彻，热遗少阳，耳后、耳下形硬肿者，为发颐。脉浮数，能食者，易治，连翘败毒主之；肿上连者，加葱白，通阳明之经；便实加酒大黄，慎不可用寒药。已见忽隐者，气虚毒邪内陷也，宜荆芥、赤芍、生黄芪、僵蚕等，消托并用。脉沉紧牢革，反大发热，不能食

---

① 节庵：指陶华，字尚文，号节庵，明代余杭（今属浙江）人，著有《伤寒六书》等。

者，不治。新瘥，喜唾不止者，少火气衰，中土不温，不能约制津液也，理中丸加益智摄之。

病后，腰以下至足肿而重者，水气也，牡蛎泽泻散急攻之；轻者，五苓散加腹皮、生牡蛎，治不可缓，缓则上逆胸胁，难救矣。面肿而足不肿，为胃虚，养胃汤去草果。但足肿而重者，为脾弱，节其饮食，与以补中益气，勿拘下肿为水之言而混治也。

卷 十

月经不调

经，常也，一月一行，行有常期，无有后先，故谓之经，象月之每望①则盈满，故谓之月信。如不应月而愆其常期，则为病，方书以趱前为热，退后为寒，其理近似，然亦不可尽拘也。假如冲、任、带空虚，气不收摄，未及期而已行，岂可便谓为热？又如内热蒸灼，荣血伤耗，已过期而经尚干涩，不能下行，岂可便谓之寒？是寒热之分，不在前后，在其本质与病因，当参观其兼症。如果脉数内热，唇焦口燥，畏热喜冷者，热也；脉迟，腹痠痛，唇淡口和，喜热畏寒者，寒也。色鲜而多者，血有余也；色淡而少者，血不足也。将行而腹痛拒按者，气滞血凝也；既行而腹痛喜按者，气虚血少也。又有色紫而少，过时仅一见者，虚热蒸逼，经渐干枯也；将行而痛者，冲、任、带受伤，血欲下时，空竭生痛也。有淋漓杂下，气怯神清者，客寒乘虚，拦入血海，逼迫下注，不容停留也。既行而痠痛者，脾肾脏气衰弱也。经产症最多变幻，歧之中有歧，法之中有法，不可以常理常情验，是在临症者神

① 望：农历每月十五日。

而明之，善变而通可矣。

室女^①经闭成损

室女经闭，较已嫁者尤为难治。胎产、乳子之后，血脉空虚，一时容有不继，营气稍充，则经脉自通。室女天癸初足，元气正旺，经行以时，原不应有间断。其闭也，非血海干枯，即伏寒凝泣，不则经脉转逆。血海枯则内热咳嗽，毛发焦，肉削，色㿠白，渐成怯症；伏寒袭则瘕痞、腹痛，体倦食少，色青，渐成痼症。经脉逆转，则失其顺行之常，而为吐、为衄。天癸本妇女命脉所系，月事时行，气血流通，筋骸调畅，虽有寒热感触，原不至停积为患。至于干枯凝泣，本根已拨，生机促矣。大法内热血渐枯者，治以柏子仁丸、乌贼骨丸、唐氏乌鸡丸、劫劳归神琼玉膏等；伏寒经阻者，治宜温经散、芍药汤、琥珀丸、胶艾汤、香砂六君、小建中等。经脉逆转者，加减益母汤，重用牛膝、泽泻，二三十服，自然经事顺利。

暴崩下血

《阴阳别论》曰：阴虚阳搏谓之崩。言脏阴不足，虚热乘之，迫血妄下也。过于作劳，络血伤损，虚阳动而崩者，宜参、芪、仲、断、归、芍，兼止涩之味；郁怒不

---

① 室女：未出嫁的女子。

解，肝虚火旺，不能藏血者，宜生地、白芍、丹皮、山栀、阿胶、牡蛎、侧柏叶、青苎根等；心脾积伤，不能充血者，宜归脾汤加龙骨、白芍、牡蛎等；血气两亏，血崩不止，宜生料十补大剂加首乌、龙骨、牡蛎、丝绵灰等。妇女月事主于太冲，系于阳明，阳明为水谷之海，水谷之气变化而为血；冲脉为经脉之海，主渗灌谿谷，与阳明会于宗筋。太冲脉盛，则月事以时下；冲脉受伤，荣血耗损，带脉不摄，则非时暴下，故崩漏淋漓。最重在冲、带、任，次在脾胃，与吐血异，与便血亦异，仲、断、牡蛎、龙骨、丝绵、棕榈灰等，无分何因，均宜重用。而寒凉苦降并在禁剂，恐血未止而寒已入，腹痛脘呆，甚且形寒厥逆，是一波未平，一波又起也。方书率治以吐、衄、便血侊侗①法，其能愈而无有后患者，亦侥幸尔。

带　下

史称妇科为带下医，是带固妇人首症也。有心荣郁结热下移而为带者，有脾气衰弱，不能转运，停浊为带者，并皆挟湿而成。始或淋漓不净，积久气弱，或兼辛劳思郁，渐至赤白杂下，累旬积月，腰膝酸疼，神疲气短，饮食减少，颜色不华，致入损门。其始甚微，而为患如是之甚，通用异功散加薏仁、山药之类；微咳气不舒加桔梗、

---

① 侊侗（lǒng tǒng 拢统）：含糊貌。

生牡蛎；内热微烦加丹皮、参、枣仁；食少体重倦加荷叶、陈仓米、倍冬术；腰酸足弱加杜仲、续断；旬月不止加黄米、龙骨、赤白石脂，甚或加泽泻，醋升麻。固宜按症施治，尤当先事预防，慎无忽为细微，致于不可救挽也。

诊妇人有孕法

经谓：妇人有孕者，身有病而无邪脉也。有病，谓经停；无邪脉，谓脉息如常不断绝也。又曰：手少阴脉动甚者，孕子也。少阴心也，心主血脉，心脉旺则血旺，而为孕子之兆。又曰：阴搏阳别，谓之有子。阴脉，尺脉也；阳脉，寸脉也，阴脉旺极，别于阳脉。此三者但得其一，即为孕脉。分而占之，合而推之，无遁情①矣。或谓流利、雀啄亦为孕脉，何也？曰流利者，血脉充足，往来滑泽，即阴搏阳别之谓；雀啄者，经脉凝结，圆而坚实，《脉经》有"厥厥②如豆动摇"之言，即少阴脉动之谓，并数月之胎也。或曰孕有男女，何以脉而知之？曰左寸为太阳脉，浮大知为男也；右寸为太阴脉，沉实知为女也。若两寸皆浮大，主生二男；两手皆沉实，主生二女。凡孕脉弦紧滑利为顺，沉细微数为逆也。

---

① 遁情：隐情。
② 厥厥：短促貌。

恶　阻

　　娠妊经脉不行，浊气上干清道，以致中脘停痰，眩晕呕吐，胸膈满闷，名曰恶阻，法当理脾化痰，升清降浊，以安胃气，宜枳壳、炒白术、香蔻、橘红、建曲、茯苓等治之；脾虚者加参。妊娠恶阻，似属寻常，然呕吐太多，胎元震动，遂伤胎系，致小产多矣。

胎　漏

　　有已受孕，经水忽来者，曰胎漏。阳明、冲任热郁，营血不安，逼而下注也。血注太多，胎元失养，则胎将不保。大法因风热蒸动者，用生地四物送下防风黄芩丸；本血虚者加杜仲、胶、艾。嗔怒太过，肝火升动，逍遥散去姜加酒黄芩。若去血太多，脾虚下陷者，宜补中益气加牡蛎、杜仲、丝绵灰，升举固摄之。母气既伤，胎元即不能长养巩固，不可不预防也。如气血俱盛而见血者，乃小儿饮少也，不必服药。

胎动不安

　　妊娠胎动不安，有因升高捧重，行止急促，或郁怒行动，或气血虚弱，根蒂不固，或房室不谨，宜各求其因而治之，通用安胎饮。操作过劳，起居失宜，加升麻、当归；郁火加黄芩、山栀；气虚血弱加黄芪、党参；房室加青苎根、泽泻。如外感风寒胎动者，急治其病，胎气自安。凡胎动小产，多在三月、四月，为心胞络、三焦养胎之时，二经属火，火性动而难静，母禀虚弱，本有内热，以火乘热，胎元必致不安。知此理者，宜先时再三申戒，务使一切谨慎安详，万一稍有不适，即当以安胎方药，宁过而在事前，无失之濡迟而贻后悔也。

半　产

受孕至三五月而胎堕，或未足月而欲生，并曰小产。未产之时，当以安胎为急，安胎饮主之；既产而腹痛拒按者，瘀血也，法当祛瘀生新，当归泽兰汤主之；淋漓不止，烦渴面赤，脉虚微者，气血大虚也，八珍汤加炮姜；腹痛吐泻者，脾胃虚也，香砂六君加姜、桂。更宜慎风寒，节饮食，多服补药以坚气血，毋使轻车熟路，每一受孕，辄复损动也。

子悬子眩

胎气上逆，紧塞胸次，名曰子悬。其症由恚怒伤肝者居多，亦有起居不慎，或脾气郁结者，宜紫苏饮加减。更有气逆太甚，因而厥晕者，曰子眩，虽与子悬相似，然多由脾气挟痰，宜异功散加苏子、倍茯苓；痰实者去参、术，加竹沥、姜汁。

子 烦

子烦者，烦心闷乱也。或由素禀内热，重身①转侧不安，本有心烦，加以胎火上冲，则烦更甚，治宜淡竹叶汤；有气壮痰凝，胎火上犯，因而闷乱者，宜白术、橘红、黄芩、苏梗、苏子、枳壳。最忌呕恶，恐胎动不安也。

子 痫

妊娠血虚受风，以致口噤肢搐、腰背反张者，曰子痫。症最暴急，恐妨胎气。挟风邪者，宜羚羊角散定之；郁怒肝火，加丹皮、山栀；胎气上逆，佐以紫苏饮；挟痰，加橘红、竹沥、杏仁；中寒者，加桂枝。此症法宜急治，若频发无休，非惟胎元骤下，恐气血随胎涣散，母命亦难保全也。

子 鸣

妊娠腹内有声者，曰子鸣。儿在胎中，口含血管，或因登高举臂，儿口管脱则有声。当令孕妇曲腰就地如拾物状，一二刻间，管入儿口，其鸣即止，更服四物汤加白术、茯苓一二剂，安固胎气。

---

① 重身：怀孕。

子　喑

受孕八九月，忽然不语，为子喑。人之胞胎系于肾，肾脉贯系舌本，胎气壅闭，肾脉阻塞，故不能言。但谨慎调摄，及期生产，自然复言，或用四物汤加茯苓、远志调理亦可。

子　肿

妊娠面目肢体肿满，曰子肿，又曰子气。系胞胎壅遏水气，流行不利，脾气又虚，不能制水，以致停蓄而泛滥，治宜五皮饮加白术、茯苓。腰以上肿，宜发汗，加秦艽、荆芥、防风；腰以下肿，宜利小便，加车前、泽泻、防己。胎水通行，气机流畅，生产自然顺易，此宜先时治之，不可俟①其既产，再议治法，转致他患也。

乳自出

妊娠乳自出者，曰乳泣。俗以为生子不育之兆，然亦由气血虚弱，不能统摄，故乳汁先下，宜八珍大剂补之，不必拘执常说，转多枝节也。

小便不通_{转胞}

妊娠小便不通，乃热积小肠，复为胎元阻遏所致，宜

---

① 俟：等待。

四物汤加黄芩、泽泻、猪苓主之。或小便点滴不通者，曰转胞，最属危险，急升举其胎，使胎不下压，脬气自然通利。丹溪治用补中益气，随服而探吐之，然探吐或恐胎气上逆，不如用茯苓升麻汤，较为平安。仲景治下焦虚冷，阴凝不化，寒水断流，用桂附温暖命门，宣通阳气，佐以茯苓、泽泻疏决水道，然亦有阳亢阴消，孤阳无阴不能化气者，必须补其真阴，治宜六味加车前、牛膝。

孕妇内痈

孕妇内痈，较常人尤为可虑，始用栝蒌散治之；不应者，与以牡丹皮散，丹皮、苡仁、桃仁本皆动胎之药，因有病则病当之，故无损也。

热病胎损

妊娠热病不解，以致胎损腹中，不能出者，须验产母。母面赤舌青者，其子已损；若面青舌赤，母亦难痊；古方通用黑神散，药性燥烈，不宜与热病，不如用平胃散加朴硝五钱下之，较为稳当。

鬼　胎

有经闭腹大，状如怀子，面色青黄不泽，脉涩细，或乍大乍小，两手如出两人，或寒热往来，此本体虚弱，气机膹郁，精爽衰短，邪气侵凌，非胎也。宜雄黄丸攻之，肝经郁火，佐以逍遥散；脾气郁结，佐以归脾汤；脾虚挟痰，佐以六君；间用安神定志丸佐之。

药　忌

黄帝问于岐伯曰：妇人身重，毒之①何如？曰：有故无殒，亦无殒也。大积大聚，其可犯也，衰其大半而止。有故，谓有病；无殒，无损乎胎也；亦无殒，于产母亦无损也。盖有病则病当之，然必大积大聚，病势坚强，乃可以用。又须得半而止，不宜满量，则慎之又慎矣，用药者可不按岐黄之大法耶！抑又有说焉，古人禀赋充实，嗜欲寡少，真气坚凝，寻常药气不足干犯。若今人脏腑脆弱，气血浇薄②，嗜欲攻战，平常已有不能自固之势，既犯其所忌，投以毒药，是以身试药也。然则用半夏以止呕，用大黄以治热滞，用干姜、桂、附以治寒，皆泥古以误人也。

乌头附子与天雄，牛黄巴豆并桃仁。

芒硝大黄牡丹桂，牛膝藜芦茜茅根。

槐角红花与皂角，三棱莪术薏苡仁。

干漆蔺茹瞿麦穗，半夏南星通草同。

干姜大蒜马刀豆，延胡常山麝莫闻。

此系妇人胎前忌，常须记念在心胸。

---

① 毒之：谓用峻利药。
② 浇薄：贫瘠。

临产将护法

一曰善养。当安神静虑，勿着恼怒，时常行动，不可多坐多睡，不可多食，尤忌酒鳖杂物，惟频食糜粥，以解饥渴最善。天气热则预择凉处，免生火晕；天气寒则密室温暖，免致血寒，调养得宜，而生息自顺。

二曰择稳。须预请老练稳婆，备办需用之物。临产时不许多人喧闹，免致惊惶，但用老妇二人撑扶，及凭物站定，倦即仰卧，以枕安腿中，徐徐俟之，直待浆水①到腰腹，齐②痛甚紧时，是胎已离经，令产妇再仰卧，俾儿转身，头对产门，即生下矣。人生人系天生人，有自然之造化，不用人为造作也。

三曰服药。凡新产女子，其脏气坚固，胞胎紧实，八月宜服保产无忧汤一二剂，临产再服一二剂，撑开道路，则儿易生。有用力太早，以致浆水先行；或连日不产，劳倦神疲，中气不续，宜加味八珍汤以助其力。若多胎产妇，更宜预服此药。复有华佗顺生丹，须俟临产腰腹齐痛时，再与一二丸，用佛手散煎汤送下，不经女人手。凡验产法，腰痛腹不痛者，未产；腹痛腰不痛者，未产；必腰腹齐痛甚紧时，此真欲产也，如或迟滞，即以顺生丹投之，适当其时矣。

---

① 浆水：羊水。
② 齐：通"脐"，肚脐。《说文通训定声·履部》："齐，假借为脐。"

四曰吉方。凡安产妇床帐，及藏胞衣，宜择月空方位，每逢单月，月空在壬丙；逢双月，月空在甲庚，必须照定方位，不致游移，吉无不利。

临产须知

一曰正产。怀胎十月，阴阳气足，忽然腰腹齐痛，儿自转身，头向产门，浆破血下，儿即正生。

二曰催生。儿头至产门，腰腹齐痛，仍不产者，方服药催之；或经日久产，母困倦难生，宜服药以助气血，令儿速生。

三曰伤产。怀胎未足月，有所伤动，以致脐腹疼痛，忽然欲产，或妄服催药，逼儿速生，如此生息，未必无伤，慎之！

四曰冻产。天气寒冷，产母血气凝滞，难以速生，则衣服宜厚，产室宜暖，下衣更宜温厚，庶①儿易生。又不宜火气大热，恐致血晕。

五曰热产。盛暑之月，产妇当温凉得中，过热则头目昏眩而血晕，若凉台水阁，以及狂风阴雨，又当谨避。

六曰横生。儿方转身，产母用力太急，逼令儿身不正，当着产母安睡，令老练稳婆先推儿身顺，重对产门，以中指探儿肩，不令脐带扳罥，然后用药催之，再令产母

① 庶：也许。

努力，儿即顺生。

七曰倒产。言儿并未转身，产母妄自努力，致令手足先出，当着产母仰睡，令稳婆轻手推入，候儿自顺，若良久不生，令稳婆手入产户，就一边拨儿转顺产门，却服催生药，并努力即出。

八曰偏产。言儿既已转身，但未顺生路，产母急于努力，逼儿头偏一边，虽露项非也，乃额角耳，当令产母仰睡，稳婆轻手扶正其头，却服催药并努力，儿即下。若见儿颈后骨偏注谷道露额，令稳婆以棉衣烘暖裹手，于谷道外旁轻手托正，令产母努力，儿即生。

九曰碍产。言儿身自正，门路已顺，儿头已露，因儿转身，脐带绊其肩，以致不生，急令产母仰卧，稳婆轻手推儿向上，以中指按儿肩，脱去脐带，仍令儿身正顺，产母努力，儿即生。

十曰盘肠生。临产时，子肠先出，当以洁净新漆器盛之，急用蓖麻子四十九粒研烂，涂产母头顶，肠收上急洗去，肠若干涩，以磨刀水少许温润之，再用磁石煎汤服下即收，磁石须阴阳家用过有验者。古法有用醋水噀①母面背者，恐惊则气散，反致误事。又方先用指沾麻油润肠，点灯吹熄，以灯烟熏产妇鼻中，肠即上，此方平善可用。

十一曰交骨不开。有锁骨者，有血虚不能运达者，令

---

① 噀：含在口中而喷出。

卷十一

一七九

稳婆以麻油调滑石涂入产门，或用两指缓缓撑开，并服加味芎汤，候药力行到，即分娩清吉①。若产门不闭，气血虚也，用八珍汤补之；如不应者，用十全大补汤重剂。

十二曰胞衣不下。或因气力疲惫，不能努力，宜于剪脐时，用物系定，再用归芎汤一服即下。或血入衣中，胀大而不能下，以致心腹胀痛喘急，速用清酒下失笑丸三钱，俾血散胀消，其衣自下；如不应，更佐以花蕊石散或牛膝散亦佳。

产后将护法

一曰倚坐。妇人产毕，须上床闭目稍坐，以被褥靠之，暑月以凳靠之，若自己把持不住，则用老练女人靠之，不可遽然睡倒，当以手从心撇至脐下，俾瘀露下行，房内宜烧漆器及醋炭，以防血晕。如或昏晕不醒，更宜用此二法。

二曰择食。凡产后，宜专食白粥；数日后，稍用洗淡干白鲞②；半月后，稍食鸡子，亦须打开煮，方能养胃；满月后，再食猪蹄等。酒虽活血，然其性慓悍，断不宜多。每见有服胡桃、陈酒多日后，遂经事早稀者，血为酒热耗损也。

三曰避风养神。凡新产须避风寒，不宜梳头洗面，更

---

① 清吉：清平吉祥。
② 白鲞：剖开晾干的鱼。

忌濯足，惟恐招风受湿，疾病随起。又不宜独宿，恐受虚惊，惊则神气散乱，变症百出。初生之际，不必问是男是女，恐因言语而泄气，或以爱憎而动气；寻常亦不可多言，恐中气馁弱，皆能致病，慎之戒之！

产后血晕

产后血晕，宜烧漆器、熏醋炭，以开其窍。若瘀血上攻，胸腹胀痛拒按者，宜归芎汤下失笑丸。去血过多，心慌自汗，用归姜饮加人参；虚甚更加熟附子。脾胃虚弱，痉厥头晕而呕恶者，用六君加干姜。大抵产后血晕，多属气虚，如外症面白眼合，口张手撒，皆为虚脱之象；若兼口鼻气冷，手足厥逆，此真虚挟寒，急宜人参两余，姜、附佐之，稍需，迟则不可为矣。

产后不语

产后不语，有心病不能上通者，有脾病不能运动舌本者，有肾不能交于心者，虽所因不同，总由元气不足所致，治以七珍汤。气血两亏，内热晡热，佐以八珍汤；食少呕恶，佐以橘、半；肾气虚寒，厥冷痹痛，佐以地黄饮子。或以为风痰壅闭，妄行攻劫，则枝节生，而不可救矣。

产后癫狂

产后有狂言谵语，如见鬼者，败血上冲也；不则血虚神不守舍也。败血上冲，胸腹必胀痛，恶露先不行，宜泽兰汤并失笑丸急下之；神不守舍者，必心慌自汗，气怯畏烦，胸腹无所苦，宜安神定志丸倍人参加芎、归治之，甚者佐以归脾、养荣。二症一实一虚，用药时最宜详辨。

汗多变痉

新产血下太骤，阳无所丽，虚而妄越，腠理失固，因致津液妄泄，而汗大出，急用十补汤，加牡蛎、龙骨、浮麦、枣仁止之；如不应，更用参附、芪附、术附等汤。如汗多亡阳，口噤咬牙，角弓反张，痉病也，气血大虚之恶候，《金匮》以为新产三病之一，宜补养气血，大剂敛汗液以定搐搦，不得以寻常清浅之方致误。

喘 促

新产后气急喘促，因营血暴竭，孤阳无依，逆而上奔也，宜六味加人参，以益其阴；自汗厥冷，更加黑姜、附子，以益其阳。瘀血入肺，口鼻起黑气，及鼻衄者，此肺胃将绝之候，急服二味参苏饮，间有得生者。

产后发热

产后有并无风寒，忽发热者，血虚也，宜四物汤加黑干姜，收其浮散使返归于阴，浮热自退；如未应，更加童便为引。发热恶寒，烦躁作渴，极似外感者，指尖必凉，脉必浮大无力，重按或不应者，此阳随阴散之危症，又当生料十补大剂，加附子、黑姜急治之，并极虚极险之象也。或有脾虚伤食而发热，胸膈满闷，吞酸嗳腐者，法当节其饮食，理其脾胃，用香砂枳术加神曲、麦芽，一二服自定。

产后身痛腰痛　胃脘少腹作痛

产后遍身疼痛，一由生产时百节开张，血脉空虚，不能荣养；一由败血乘虚，流注经络也。大法痛而拒按，瘀血凝滞也，四物汤加黑姜、桃仁、红花、泽兰治之；若按之或得温痛稍止者，血虚也，四物汤加黑姜、人参、白术、芪皮、川断、杞子治之。或有感风寒者，必发热恶寒，头痛鼻塞，口出火气，斯为外感，宜先用炒荆芥、当归、川芎、秦艽、黑姜散之，散后参用和血温经之治。

腰腹以下，并肾所主，产时劳伤肾气，风冷乘虚内客则腰痛，上连背脊，下连腿膝者，风也；独自腰痛者，虚也。风用独活寄生汤，虚用八珍汤加杜仲、川断、肉桂之属。恶露不尽，流注腿股，痛如针刺，手不可按者，急用桃仁汤化之。

胃脘少腹作痛者，一由风冷乘虚内袭，一由瘀血凝积。然产后中气虚寒，多致暴痛，宜详审而治之。因风寒者，必四肢不和，口鼻气冷，治以二香散；因瘀血者，必转侧若刀锥之刺，手不可按，治以失笑丸；如腹中冷痛，按之或得温稍松者，中气虚寒也，理中汤加桂心主之。

少腹痛，气自脐下逆冲而上，忽聚忽散者，瘕气也，桂枝橘核汤主之。如痛处有块，不可近者，瘀血壅滞也，名曰儿枕痛，宜失笑丸下之，瘀血行而痛止矣。

蓐 劳

产后气血空虚，真元未复，有所作劳，则寒热食少，头面四肢胀痛，名曰蓐劳，最难调治。大法阳虚则恶寒，阴虚则发热，清气不升则头痛，血气不充则四肢痛，宜大剂八珍或六君加炮姜温补之。新产后顾本为先，培养气血，温补脾土，尤为要务。苟非瘀停，则不得顾余症，致误本元也。

产后乳疾

产后有乳少者、有吹乳①者、有妒乳②者，乳为气血所化，若元气虚弱，则乳汁不生，宜补气养血为主。如乳房焮胀者，有乳而未通也，宜疏导之。小儿含乳熟睡，口鼻气吹入乳中，致令乳汁不通，壅滞肿痛，不急治即成乳痈，宜栝蒌散敷以香附饼。亦有儿饮不尽，余乳停蓄，以致肿痛者，曰妒乳，速宜令人吮通，并敷服前药，免成痈患。

---

① 吹乳：伤风或因儿饮口气所吹所致之乳肿胀。
② 妒（dù 度）乳：乳汁郁积之病证。

乳痈乳岩 乳卸①

乳痈者，乳房胀痛，数日之外，焮肿而溃，脓畅自愈，此属肝胃热结，气血壅滞，犹为易治。若初起内结小核，不赤不高，积久渐大，溃如熟榴，血水淋漓，洞穿内膜，有巉岩②之势者，名乳岩，此属心脾郁结，气血亏损，最为难治，始先与以逍遥散、归脾汤等；更能息心静养，屏除烦虑，或可内消，如病势已成，百中殆无一二得生者。更有乳卸症，乳头下垂长一二尺，肝经风热壅结，极而下注也，治宜小柴胡汤加羌活、防风，外用羌活、防风、白芨烧烟熏之，仍用蓖麻子四十九粒、麝香一分，研烂涂顶心，俟乳收上，急洗去，此属怪症，女人盛怒者多有之。

妇人隐疾

妇人隐疾，前阴诸疾也，有阴肿、阴痒、阴疮、阴挺、下脱或如菌、如蛇、如带、如鸡冠，见症虽多，总不外湿热郁火，九味龙荟丸主之。肝火甚者，佐以逍遥散；肝经湿热甚者，佐以龙胆泻肝汤；若脾虚气弱，中气下陷，佐以补中益气汤；思虑伤脾，脾气郁结，佐以加味归脾汤；肾阴不足，佐以六味丸加归、芍。此症虽属湿热，亦由元气虚弱，专用清凉，恐又不免偏寒之患也。

---

① 乳卸：乳头下垂过长。
② 巉（chán 禅）岩：险峻的山石。

卷十一

痈疽提要

痈疽始起，总宜消散，坚硬有定所者，先用艾灸，灸至痛，贴蟾蜍膏、阿魏膏。阳分症势轻者，但贴八将膏，不灸。漫肿或红且痛者，红宝、青宝丹加入蟾蜍散、消毒丹涂之，务将肿处涂满，使毒散肿平。其皮色不变不肿，不知处所，或筋脉牵引不安者，则用蒜灸至痛而止，复用乌龙丹、如意散加入麝香、蟾蜍散涂之；另服万灵丹、点舌丹及芎芷散、败毒散煎剂。阴分症用阳和汤，轻症一二日可消，如阴瘵等重症，有半月一月尚不见消者，总宜竭力赶散，勿得以为日已久，误认成脓，遂行追托。

痈疽日久难消，肿势散漫未收者，则宜消托并用。肿为毒盛，用涂药攻散之，使不至并结一处，则虽溃脓，毒必不重，可以无险逆之象，溃后亦易收敛，故虽托脓时，仍当以消为重。

痈疽脓势已成，有宜早溃者，用铍刀①点之，无使腐烂成孔，致碍好肉。溃后或用去腐纸捻或九转丹纸捻，塞在孔内，使脓不停留，外贴呼脓膏，肿红未净者，仍宜涂

---

① 铍（pī批）刀：即铍针，见《灵枢·九针十二原》。

药；如疮口甚大，不必纸捻，但掺去腐丹，外盖虾蟆膏。对口发背，腐黑不去者，点元珠膏；脓水不畅者，黑虎丹、去腐丹和匀掺上。有阴痰鹤膝，久久毒不净，口不敛者，则用元珠膏点在疮口，使之改大，掺三黑虎丹、七去腐丹，自然脓水流畅，腐去新生。

痈疽虽属外疡，始病多由气血不和，或情志抑郁，或思虑结塞，湿乘之，痰乘之，瘀乘之，风寒乘之，壅积凝泣，气血愈失流行，遂致肌膜、筋节、脉络之间，积为外疡，徒曰外治，未尽也，故宜汤药、丸药并用，芎芷、败毒、阳和、万灵、点舌因宜而施。挟热者，必翘、栀、芩、柏；火甚者，必黄连、丹皮、竹叶；便结者，必栝蒌、大黄，通以利之；挟寒者，必桂枝、苏叶；寒凝甚，必麻黄或鹿角霜、炮姜；寒而虚，宜党参、生黄芪；挟痰，宜芥子、二陈；挟瘀，宜桃仁、红花、川七；下焦诸症，必牛膝、杜仲、川断。既溃之后，透脓散追托固矣，湿火重者，不宜生芪，甚或不待角针①，但丹皮、山栀、芩、翘、赤芍、象贝即可，使热解脓畅；如腑气不利者，宜通以泄毒；如脓不易通者，并宜加党参；痛而食少者，宜乳、没、谷芽；阴虚内热者，宜料豆炒白芍；津少者，更宜加石斛，并去角针、芎、芷；溃久脓水清稀者，则加

---

① 角针：皂刺。

扁豆、山药，倍参、芪，去角针、芎、芷。阳虚体清①，久久不敛者，加鹿角胶、桂心、黑姜、牡蛎，或加象贝、绢灰、赤石脂等，此则在神而明之，因时通变者矣。

痈疽有五善：饮食知味也；便溺调匀也；浓稠肿消也；神气清爽，动息自宁也；脉息有神，不违时令也。有七恶：大渴发热，泄泻淋闭也；已溃犹脓，肿稀臭秽也；目睛无神，语声不亮也；食少不化，服药作呕也；恍惚嗜卧，气短乏力，腰背沉重也；唇青鼻黑，面目浮肿也；脉息无神，或跳动不和也。古语云"五善得三则吉，七恶得四则凶"，然七恶之凶，但有一二已险逆可虑，况至四乎？救恶之法，正不可以不讲也，大法热渴淋闭，喘急内热，皆真阴受伤，宜六味汤加麦冬、五味；如不应，用八珍汤加麦冬、五味；更不应，用生料十补兼六味地黄丸，此乃补阳生阴之说也。若气短倦怠，昏愦乏力，饮食不化，乃阳虚之候，宜用补中益气汤；若睡卧不宁，宜归脾汤；若饮食减少，面目浮肿，宜香砂六君；脾胃虚寒，用理中汤；肾气虚寒，用桂附八味丸，或十补汤加附子，此温补回阳之法。若痈疽溃后，脓血去多，变为角弓反张，手足搐搦，肢体振摇而发痉者，并宜参、芪、归、术并附子等药以救之，尤宜安静稳卧，勿时惊扰，勿多问候，阳气稍定，即可无碍。

---

　　① 清：冷。《素问·五藏生成论》："腰痛，足清，头痛。"王冰注："清，亦冷也。"

目

目者，五脏精英所聚也。有五轮合五脏，眼眶属脾，为肉轮；红丝属心，为血轮；白色属肺，为气轮；青色属肝，为风轮；瞳人属肾，为水轮。眼科专家称有七十二症，名极烦多，不若辨明虚实为的。凡暴赤肿痛，畏日羞明，曰外障，实症也；隐痛昏花，细小沉陷，曰内障，虚证也。实者由于风热，虚者由于血少；实宜散风泻火，虚宜滋水养阴。然散风之后，必继以养血，目得血而能视也；养阴之中更加以补气，气旺则能生血也。治外障者，蒺藜汤、蝉花无比散散之；如大便久闭不通，四顺清凉饮下之。治内障者，逍遥散、明目地黄丸补之；气虚者，益气聪明汤主之。医障初起时，治宜水药，不必遽用点药，外用天然水乘热频洗，热能散风，水能制火故也，水中不得用一味药，目不染尘，药汁入目亦羞涩也。若刀针刺血割肉，及点硇砂之类，并行险侥幸，尤目疾所大忌。古方惟珍珠散可点，然必制研得法，方可施用。凡用散药，不可太过，以伤其血；用补药，不可太过，以助其火；又不宜过用寒凉，使血脉凝结，反生青黄之障膜，惟调养肝肾，甘平清理，目疾自全愈矣。

面

经云：足阳明之脉，络于面，下于鼻。凡面上浮肿而痛者，风也，宜用升麻葛根汤加防风、白芷主之；兼水湿者，五皮饮对用。黄胖面肿者，湿热也，和中丸主之；萎黄虚浮者，脾虚也，六君子汤主之。若面上生疮如水痘，蔓延不止者，黄柏散敷之，更服银花、苦参、地肤子、川柏等。

鼻

西方白色，通于肺，开窍于鼻。鼻塞者，肺寒也；鼻流清涕者，肺风也，香苏饮散之。鼻中常出浊涕，源源不断者，鼻渊也，始于脑中受寒，积久蒸热，逼迫真液下注，以致浊涕常流，涓涓不断，治宜通窍清热，川芎茶调散吹以细辛、瓜蒂、木笔散。鼻生瘜肉，曰鼻痔，其症息不可近，痛不可摇，宜白矾散少许点之，顷刻化水而消。鼻中流血不止，曰鼻衄，四生丸、生地六味汤主之，如不止加犀角，外用白茅花塞亦宜。

耳

耳者，肾之外候。然足厥阴肝、足少阳胆经皆络于耳。故肾虚水竭阳亢，则为耳鸣、失聪；肝阳胆热盛而上犯者，则亦为耳鸣、失聪，且生外疡。大法气火上冲，骤然聋闭者，曰气闭耳聋，宜逍遥散加蔓荆子、石菖蒲、香附主之；肾阴虚耗，精气不足，不能上通于耳，渐聋闭者，宜六味地黄丸加枸杞、人参、石菖蒲、远志等主之。

然肾虚必兼耳鸣如虫声，或如钟鼓声，时远时近，临枕更盛，更加磁石、朱砂或鹿茸、牡蛎。若风热相搏，津液凝聚，变为聤耳，脓水淋漓，或痒极疼痛，此少阳胆经病，宜山栀、丹皮、赤芍、牛蒡、薄荷、荷叶、木耳、贝母、香附、菖蒲、青黛等，外用红棉散吹之。百虫入耳，宜用猫尿滴之，葱汁亦可，忌用麻油，恐虫陷耳中，不得出也。

咽喉口舌齿唇

咽能咽物，通乎地气；喉能纳物，通乎天气，气之呼吸，食之升降，而人命之存亡系焉。咽喉之病，挟热者十之七八，挟寒者十仅二三，而风寒包火者，则十中八九。古人开手一方，只用甘草、桔梗，《三因方》加以荆芥，其他蒡子、薄荷、贝母、川连之类，皆出后人续补。可见咽喉之病，不便轻用凉药，而专主开发升散者，所谓"结者开之，火郁发之"也。火势已盛，乃施清剂；热结下焦，始用攻法，治求其当而已。方书咽喉条症，名极烦杂，徒眩心目，择其要者著于篇，而咽喉之症，亦已备矣。

一曰喉痹。痹者，闭结也。经云：一阴一阳结，谓之喉痹。一阴者，手少阴心；一阳者，手少阳三焦也。心为君火，三焦为相火，二火冲击，咽喉痹结，法宜清之、开之，治以加味甘桔汤。喉痹日久，清降不应，痰声如曳锯者，肺气欲绝也，宜独参膏加橘红煎，频服、多服自定。别有非时暴寒潜伏于少阴经，越旬日而后发，名曰伏气。咽喉俗谓之肾，伤寒宜甘桔汤加豆卷、苏叶以散之。至若下焦虚寒，逼迫无根失守之火上越，遂致咽痛，此少阴直中症也，手足厥冷，脉沉细如伏，或下利清谷，但用理中四逆汤，去其寒而痛自止。此两条别属因寒，不当以寻常咽痛例治。

二曰缠喉风。咽喉肿痛胀塞，红丝缠绕，时吐涎沫，食物难入，甚则肿达于外，颈如蛇缠，此痰热凝结，肺气壅塞也。先用土牛膝根汁灌之，如顽痰胶固，咽喉胀闭不通，滴水难入者，则用解毒雄黄丸，酸醋磨下七丸，自然得吐而通；通后用牛黄清心丸、加味甘桔汤清之。如肿势达外，延及颈项头面，红如火光，药力难敌，急用磁锋砭去恶血，别用鲜菊叶汁，调青宝丹涂之，以解其毒。若口中肿胀紫黑，急用小刀刺去其血，吹上冰硼散；更有肿在喉里，针法难施，急刺手少商穴或合谷穴，血出则喉花自开，仍以解毒雄黄丸灌之，自然通透，此症势极险恶，非吐痰解毒，煎丸并进，刀针砭石，按法同施，鲜克有济也。

三曰走马喉风。喉舌之间，暴发暴肿，转肿转大，名曰走马喉风，又名飞疡。不急治即杀人，急用鸡毛蘸桐油探取，腻痰得吐，喉关即开；或用白金丸研细，和水漱亦可。如牙关紧急，用搐鼻散吹鼻中，醋磨解毒雄黄丸灌之，太乙紫金锭亦佳，治咽喉等症，无往不神验也。

四曰缠舌喉风。舌根坚硬，两旁腐烂，急服加味甘桔汤；脉弦舌腻者，加川连吹冰片散。

五曰双单喉蛾。状如乳头，生喉关内，一边生者，为单乳蛾；两边生者，名双乳蛾，宜荠菜汁调元明粉灌入，吐去痰涎，吹以冰片散，随服加味甘桔汤。热结便闭者，兼通腑气；涨急紫肿者，用小刀点孔头上，出血立瘥，但刺少商穴出血亦可。有喉瘤症，红丝缠裹，或单或双，生喉关旁，系肺胃郁热，忌用刀针，宜加减清金汤，吹麝香散。

六曰喉疔。形似靴钉差长，先用小刀点刺出血少许，随吹冰片散，以甘桔汤多加鲜竹叶、紫花丁煎服自然汁，尤效。

七曰木舌、重舌、莲花舌。心火炽盛，痰热上涌也。木舌、重舌，用风化硝水洗去舌上白垢，有黑点处，小刀挑破去瘀紫血，吹冰片散，服甘桔汤加黄连、丹皮、生地。莲花舌，针宜少用，恐误针中间，伤舌下根脉，则不能收功。此三症紫雪散、黄连解毒汤并可用。舌衄症出血不止，于甘桔汤内加蒲黄、生地、丹皮治之。

八曰悬痈。生于上腭，形如紫李，此脾经蕴热，痰热凝结，不急治，毒气上攻入脑，则不可救，宜银针针破痈头，硝盐汤漱净瘀血，吹以冰片散，并服加味甘桔汤。

九曰兜腮。痈生腮下，绕喉壅肿，先用荠汁调元明粉，搅去其痰；再刺紫黑处出血，吹冰片散；仍服甘桔汤。如饮食不能入，醋磨雄黄丸六七丸。凡腮痛脓从口中出者，易治；脓从腮外出者，难痊，穿破故也。

十曰喉疮。少阴肾经阴火上冲也，宜用荠汁探去其痰，疮腐者，竭力咯破，痰沫既出，吹以冰片散，饮以甘桔汤。上腭生疮，脾热也；舌上生疮，心热也，吹服并如前法。

十一曰走马牙疳。牙间红肿，渐变紫黑臭秽，此胃经湿热也。以午后年干①漱之，吹以同气散，服以清胃散。有腿肿色青，牙疳腐血者，曰青腿牙疳，由炎火上升，阴寒下结，上下隔阂，湿热合蒸而成，如穿腮破唇腐烂，色黑即危，用青白马乳，早晚生服；更用活络流气饮，外砭去恶血，贴生牛肉片。

十二曰牙痛。牙根肿痛如豆大，脾胃湿热也，宜用荆芥、薄荷、牛蒡等疏解；热甚宜清胃散，吹冰片散。牙根尽肿，宣露于外，或齿龃不止者，名牙宣，治同牙痛，用陈茶、薄荷、金银花浓煎频服。

十三曰茧唇。唇上起白泡，渐肿渐大如茧，此心脾郁热所致，初起时即用艾绒如麦粒大灸之，煎甘桔汤加香附、远志等。渴者，甘露饮；便闭脉数者，凉膈散。

十四曰经闭喉肿。女人经水不调，壅塞经脉，逆致喉

---

① 午后年干：指午后年干漱口方，见《医学心悟》卷四，用午后汁（白马粪）两钟、万年干（粪碱）三钱。

肿，宜牛膝、茺蔚子、香附、桃仁等，疏通经脉，痹肿自消；若徒治咽喉，则无益而反有损。

十五曰梅核气。咽中如有物梗塞，吞吐不得。此气郁挟痰，阻格隧道，宜甘桔汤加郁金、杏仁、苏梗、橘红、香附、金沸草等，化痰理气，尤当宽心怡神，如遭郁怒，虽治不应，反日增剧也。

凡因咽喉口舌，初则疏解，继则滋养，若元气渐虚，急顾脾胃，如六味滋水，参苓补脾，皆为要药，不则真气日亏，徒用清理，适速其毙也。

内　痈

胸中隐隐而痛，咳不畅，吐痰腥臭者，肺痈也，桔梗汤主之。当脐而痛，腹皮膨急，溺数如淋，转侧摇之如水声者，肠痈也，薏仁汤主之，甚者大黄汤。胃脘胀痛，手不可按，时吐脓者，胃脘痈也，忍冬汤、赤豆薏仁汤主之。脐旁六寸少上者，曰章门，肿痛、小水短涩者，湿瘀凝结，脾痈也，治同肠痈。乳旁少上，曰期门，肿痛不能转侧，郁怒气滞者，肝痈也，宜疏肝散。脐上六寸余，曰巨阙，心火炽盛，兼伤酒热炮炙之毒者，心痈也，宜泻心解毒汤。腰侧肋下软肉处，曰京门，肾虚寒湿停积者，肾痈也，宜固肾内托散。内痈发于脏腑，病势本剧，又隐而不能早见，比及知有痛处而痈脓已成，治者尤宜加意也。

百会疽 透脑疽　侵脑疽　佛顶疽

巅顶四症，百会疽最重，督脉积毒也。生百会前囟会穴，曰透脑疽；稍侧玉虚穴，曰侵脑疽；囟门前上星穴，曰佛顶疽，病势险如百会疽，惟不至如百会疽之急暴。大法速溃，脓稠为顺，平塌根散坚硬为逆。初用内消；欲溃者，内托；阳虚气弱者，参用补阳；越假热者，宜桂附地黄丸，更用生附片贴涌泉穴。

脑疽 对口　偏对口　玉枕疽　脑后发　脑铄

生于脑，名曰脑疽；生于颈后，名曰对口；生于颈旁，名曰偏对口；生玉枕骨上，名曰玉枕疽；生玉枕骨下，名曰脑后发；生风府，曰脑铄。病势重与发背同，治法亦大略相同。

瘰疬

瘰疬者，肝胆之病也。肝主筋，血燥有火，则筋急而生瘰疬，多生于耳前后者，少阳胆部分也。起始以消瘰丸，切忌刀针及敷溃烂之药；若病久，已经溃烂者，外贴普救万全膏，内服消瘰丸，并加减逍遥散。尤宜戒恼怒，断忧虑，慎食物。如脓水淋漓，延久不愈，则成虚损，瘰疬本虚损之萌也。

锐毒 耳后疽　耳发　耳根毒　鬓疽

生于耳前后，一曰锐毒，亦曰夭疽，一曰耳后疽，一曰耳发；生于耳根，曰耳根毒；生于鬓角，曰鬓疽，并胆、三焦郁热、风热也，并宜柴胡清解汤散之。肿甚不能消者，用溃疡法治。

石疽 失荣

颈有逆疽两，一曰石疽，一曰失荣。并忧郁恼怒，气火挟痰而成，始先不红不肿，日渐硬大，并不宜溃，溃腐流水，则危期近矣，治宜和荣散坚丸，外贴阿魏膏。

发颐 时毒　大头天行

生两颐，曰发颐；颏下漫肿无头，曰时毒，俗名虾蟆瘟是也；头面尽肿，曰大头天行，俗名大头瘟是也。并风火郁热结成，初起急宜普济消毒饮清之，肿势盛者，涂遇仙青宝丹，用砭法更佳。

甘疽 膻中①疽瘰疬　蜂窝疽　胁痈肋痈　井口疽　脾发疽

生胸膺，曰甘疽；生两乳中、膻中穴，曰膻中疽；生乳房上，一曰瘰疬，一曰蜂窝疽；生胁肋，曰胁痈、肋痈；

---

① 膻（dàn旦）中：即膻中。

生心窝、中庭穴，曰井口疽；生心下，曰脾发疽。近肺肝分者，宜兼清气疏郁；近中央心分者，宜清心解毒，并用败毒散加减，外治同。

中脘疽 幽痈 吓痈 冲疽① 脐痈 腹皮痈 少腹疽

生于中脘，曰中脘疽；稍上，曰幽痈；中脘下，曰吓痈；稍下，曰冲疽，并由积气郁火，兼挟痰热而成，治法宜疏、宜清，随症加减。当脐，曰脐痈；大腹，曰腹皮痈；少腹，曰少腹疽，并由肠腑毒壅，治法宜消、宜导，外治同前。脐腹初起，急宜艾灸。

发背 对心发 肾俞发 搭背 手发 足发

上发背生天柱骨下，肺经火毒也；中发背生背中心，名曰对心发，心经火毒也；下发背生腰中，名曰对脐发，肾经相火毒也。生肩胛者，名搭手，右为肺火，左为肝火也；生第四脊旁者，曰中搭手；生第十四脊旁、腰窝中者，曰下搭手，一名肾俞发，肾经火毒也。有如莲子形者，头多突起；有如蜂窠形者，孔多内陷，外结螺靥②。此症本由酗酒，厚味积毒，或六淫外客，七情内伤，兼感湿痰郁火始发，发则极重，始起仅白粒一点，似乎寻常，而内毒已炽，根盘已坚；才有寒热，辄已大发，最要先防毒陷。大法觉

---

① 冲疽：痈疽之发于脐上或腰背部者，见《刘涓子鬼遗方》卷一。
② 靥（yè 业）：酒窝。

时，急用艾灸，灸至顶高根收、肉软觉痛，中贴膏药，外涂围药，服芎芷散；已经溃而脓腐网罩，疮顶平陷者，用乌金膏、紫霞膏点上，另盖虾蟆膏，服透脓散；外层腐黑不去，须用熟利剪剪去，掺去腐丹，腐净自然收敛迅速。

有与发背名同者，生手背，曰手发；生足背，曰足发，脾胃湿热蕴积也。初起宜蟾蜍散，涂青洪宝丹；脓熟时宜针点，掺去腐丹，贴虾蟆膏。

鹳口疽坐马痈　臀痈　上马痈　下马痈　股阴疽　横痃鱼口　股阳疽　肚门痈

生尻尾尖，曰鹳口疽；生高骨上，曰坐马痈；臀上，曰臀痈；臀下折纹中，曰上马痈、下马痈；生大股内侧，曰股阴疽；近侧纹，一曰横痃，一曰鱼口；股外侧，曰股阳疽；大腿肚，曰肚门痈。此九疽并湿热淤积，宜败毒散加牛膝、归尾、赤猪苓，外治始觉莫妙于艾灸，灸后用内消膏，围药不能消者，用托法。

痔疮脏毒　箍肛毒　悬痈

方书有牝牡①虫血之异名，而其实皆大肠湿热所致，大法宜石菖蒲、忍冬藤、瓦松煎水，盛以瓦罐，对痔熏透；然后用绢蘸洗，冷则加水，尤宜频频熏洗；内服加减

---

① 牝牡：雌雄两性。

六味丸并藏连丸、胡连追毒丸。肛门两旁细粒流脂，曰脏毒；四围红腐，曰箍肛毒，并系肠湿积成，治宜清泄清理；肠燥者，宜苦寒下之。肛门之前、肾囊之后患小粒，久之肿胀出脓者，曰悬痈，又名海底漏，由肾水不足，相火内烁庚金，而为虚损之根，最难收功，治宜滋阴八味汤，间佐十补汤，外贴蛤蟆膏，然必节劳戒怒，少忧郁，方保带病延年，其能全愈者，十不一二矣。

下 疳

下疳疮，非因湿热积毒，即沾染毒气而成，治宜清肝理湿，甚者宜下，虽体质虚甚，亦无补理，尤宜服牛黄化毒丹，切忌隐药收药，如用轻粉、升药等，则流入败症，不可为矣。

疵疽 伏兔 鹤膝风 鹤膝痈 缓疽 下石疽

生膝盖，曰疵疽；上六寸，曰伏兔；膝眼，曰鹤膝风，一曰鹤膝痈；膝两旁，曰缓疽；膝上下左右，曰下石疽。此六症并肝肾内伤，寒湿痰凝结而成，最难见效；膝痈近阳分稍易，外治同肿疡、溃疡

委中毒 鱼肚痈 附骨疽 环跳疽

生膝陷中，曰委中毒；生小腿肚，曰鱼肚痈，一曰青蛇毒，并湿热凝结。而大腿里外侧骤然酸痛，不能屈伸，浮肿，按之无定处者，曰附骨疽、咬骨疽；环跳酸痛，足

筋牵引，不能屈伸，曰环跳疽，曰阴痰，并肝肾不足，寒痰湿乘虚内袭，始觉即宜温散，阳和汤等选用，外治艾灸，贴阳和膏；已成，治同溃疡。

臁疮足踝疽

臁疮，湿热下注阴经而成也，脂水浸淫，经年不敛，臭秽不堪，治宜养阴清湿，久者宜兼固气，贴夹纸膏，掺清凉清阳散等。足踝内外生疽者，曰足踝疽，病因与臁疮同，亦难敛，治亦同。

涌泉疽_{敦疽　足跟疽　厉①痈　四淫　甲疽　臭田螺　牛程攓②}

生涌泉穴者，曰涌泉疽，险症也；生足指，曰敦疽、脱疽，瘤症也；生足跟，曰足跟疽，恶症也；生足跗旁，曰厉痈；足跗前上下，曰四淫，并恶症也。并由肝肾不足，寒湿乘袭。始宜消散，不能消，则固本内托，速溃速敛，否则杀人，外治同肿溃疡法。甲疽、臭田螺，生足指尖；牛程攓，生足跟，症虽稍轻，然收敛并不甚易。

疔　疮

疔疮初起如疥，形如粉刺，或小泡坚硬如疔，故名。始起急宜挑破，出紫黑血，上拔疔散膏，涂青宝丹，服地

---

① 厉（lài 赖）：同"疠""癞"。恶疮。《史记·刺客列传》："豫让又漆身为厉，吞炭为哑。"

② 攓（qiān 千）：同"搴"，拔取。

丁汤，切忌经风。

疠风_{顽癣}

《耆婆万病论》曰：疾风有四百四，不出青、黄、赤、白、黑五风，五风生五虫，入人骨髓、筋骨、肌肉，久久败坏，名曰疠风，《刺疾论》又谓之"大风"。其病多盛于岭峤①、滨海、岚瘴，海风之毒，袭入分肉，熏蒸化热，热蒸生虫，毒气攻窜，猛烈而迅速，有不数月，已眉发脱落，眼鼻崩坏者；内地之人，有患风者，非感触阴雾，即浸染毒气，积久遂亦顽麻屑落，治稍纡缓，即损及眉发眼鼻。风性本数疾，疠风尤极暴厉，始先觉时，即当以大剂取汗、重剂导下，如蛇、蝎、犀、羚等，荡涤筋节；隐蔽处留毒时行，清热理湿祛风之法固佳，然寻常清热理湿祛风之药轻淡，于事无济。尤忌轻视病情，瞻顾体虚，治不尽剂。风既曰疠，犹以平常之治施之，虽日投剂，适以速其败也。癣之名色虽多，总由湿热凝聚，风邪乘之，久久气血顽木，如有虫行，治以百部汤，外涂癣药。

疥疮_{天王疮}

疥疮有粒细不成脓者，风热也；有肥大灌脓者，湿热也，并宜加味三妙汤外透，透后下之即愈。白泡连片光亮者，曰天泡疮，宜黄柏散敷之。

---

① 岭峤：五岭的别称，指越城、都庞、萌渚、骑田、大庾等五岭。

卷十二

集方

参苏饮　人参　苏叶　桔梗　葛根　枳壳　广橘红
制半夏　木香　前胡　茯苓　甘草　生姜

人参败毒散　人参　独活　柴胡　前胡　川芎　桔梗
薄荷　荆芥　防风　枳壳　茯苓　甘草　生姜

小柴胡汤　柴胡　人参　黄芩　半夏　甘草

加桂枝，名柴胡桂枝汤；加芒硝，名柴胡加芒硝汤。

白虎汤　石膏　知母　甘草　粳米

加人参，名人参白虎汤；加桂枝，名桂枝白虎汤；加
苍术，名苍术白虎汤。

六味丸　熟地　萸肉　山药　丹皮　茯苓　泽泻

加桂枝、附子，名八味肾气丸；加附子、肉桂，名附
桂八味丸；加沉香、鹿茸，名香茸八味丸；去熟地，加生
地，名生地六味汤，再去山药，名地黄汤；去萸肉，加生
地、当归、白芍、丹参、远志、柏子仁、刺猬皮、龟板、
石斛、金银花，名加减六味丸。

四君子汤　人参　白术　茯苓　甘草

加橘皮，名五味异功散；加橘皮、半夏，名六君子
汤；加橘皮、半夏、砂仁、木香，名香砂六君汤；去茯

苓、甘草，名参术膏；去白术、茯苓，加黄芪，名保元汤；去人参，加桂枝，名苓桂术甘汤；合四物，名八珍汤；加苍术、川朴、麦芽、橘红，名益胃汤。

清暑益气汤　人参　白术　苍术　藿香　青皮　橘皮　神曲　黄柏　麦冬　当归　泽泻　甘草

真武汤　附子　白术　芍药　茯苓　生姜

理中汤　人参　白术　甘草　黑姜

加黄连、茯苓，名连理汤；合五苓散，名理苓汤；加枳实、茯苓，名枳实理中汤；加附子、鹿茸、鹿角霜，名理中汤加味。

白通汤　附子　干姜　葱白

加猪胆汁、童便，名白通加猪胆汁汤。

犀角大青汤　犀角　大青　元参　黄连　黄芩　黄柏　山栀　升麻

千金附子散　麻黄　附子　细辛　干姜　桂心　人参　防风　川芎　羚羊角　竹沥

千金八风汤　桂枝　人参　干姜　当归　石膏　甘草　杏仁　独活　黄芩

竹沥饮子　先用竹沥二十分、生葛汁十分、姜汁一分和服；后用羚羊角、防己、附子、人参、芍药、黄芩、川芎、甘草、桂心、石膏、杏仁、麻黄、竹沥十分半、姜汁半分、生葛汁五分。

独活汤　独活　桂心　芍药　栝楼根　甘草　生葛根

生姜

不得汗，去独活、栝楼、生姜，加防己、防风、麻黄。

局方牛黄圆　牛黄　茯苓　白术　桂心　当归　甘草　麝香　羚羊角　雄黄　龙脑　人参　犀角　金箔

牛黄清心圆　牛黄　胆星　川连　当归　甘草　辰砂　金箔

至宝丹　犀角　朱砂　雄黄　玳瑁　琥珀　金银箔　安息香　麝香　牛黄　龙脑

苏合香丸　苏合香　安息香　薰陆香　青木香　丁香　麝香　沉香　龙脑　香附　犀角　朱砂　白术

蜜丸。

侯氏黑散　人参　白术　当归　川芎　干姜　桂枝　防风　细辛　菊花　桔梗　黄芩　茯苓　牡蛎　矾石

风引汤　大黄　石膏　滑石　桂枝　干姜　赤石脂　白石脂　龙骨　牡蛎　紫石英　寒水石　甘草

小续命汤　桂枝　防风　川芎　独活　芍药　防己　黄芩　杏仁　人参　附子　甘草

仓公当归汤　当归　附子　细辛　麻黄　防风　独活

导痰汤　半夏　茯苓　枳实　甘草　乌梅　广橘皮　生姜汁　天南星

加防风、白术、竹沥，名祛风导痰汤。

防风汤　防风　川芎　白芷　麻黄　羌活　葛根　芎

仁　杏仁　萆薢　白术　牛膝　狗脊　桂心　附子　石膏
生姜

　　再造丸　人参　黄芪　于术　熟地　当归　白蔻仁
草蔻仁　川芎　首乌　赤芍　香附　乌药　青皮　威灵仙
穿山甲　丁香　松香　乳香　没药　广藿香　骨碎补　血
竭　甘草　天麻　白芷　天竹黄　水安息　败龟板　地龙
僵蚕　全蝎　蕲蛇　乌梢蛇　虎胫骨　两头尖　犀角　川
连　西黄　大黄　元参　茯苓　沉香　木香　防风　葛根
羌活　细辛　附子　肉桂　麻黄　朱砂　冰片　麝香
　　炼蜜为丸，金箔为衣。一方有山羊血、胆星。

　　大活络丹　再造丸去黄芪、川芎、茯苓、草蔻、竹
黄、朱砂、白芷、穿山甲，加草乌、贯众、天南星。

　　凉膈散　大黄　芒硝　栀子　连翘　黄芩　竹叶　薄
荷　甘草　白蜜

　　地黄饮子　熟地　巴戟　苁蓉　萸肉　麦冬　石斛
石菖蒲　茯苓　远志　薄荷　五味子　附子　肉桂

　　祛风定志汤　防风　羌活　天南星　远志　石菖蒲
广橘红　枣仁　茯苓　人参　当归　甘草　生姜

　　解语汤　石菖蒲　附子　远志　全蝎　羌活　天南星
薄荷
　　脉虚加人参。

　　正舌散　蝎尾　茯苓
　　面赤，倍蝎尾，加薄荷。

五苓散　白术　泽泻　猪苓　茯苓　肉桂

去肉桂，名四苓散。

大补阴丸　熟地　黄柏　知母　龟板　猪脊髓

当归补血汤　当归　黄芪

术附汤　白术　附子

加甘草、桂枝，名甘草附子汤；去术，加黄芪，名芪附汤；去术，加人参，名参附汤；去术，加干姜，名姜附汤；去附子，加泽泻，名泽泻汤。

加减蠲痹汤　羌活　独活　秦艽　桂枝　川芎　桑枝当归　海风藤　木香　乳香

风胜，加防风；寒胜，加附子；湿盛，加防己、萆薢、苡仁；痛在上，加荆芥；在下，加牛膝。

虎骨胶丸　虎骨胶　熟地　当归　山药　牛膝　附子桂心　杜仲　杞子　川断　丹皮　泽泻　茯苓　人参桑枝

独活寄生汤　独活　桑寄生　秦艽　川芎　防己　细辛　桂心　当归　芍药　杜仲　牛膝　人参　茯苓

阳和汤　熟地　鹿角霜　麻黄　桂心　炮姜　白芥子

羚羊角散　羚羊角　独活　防风　川芎　当归　杏仁苡仁　五加皮　枣仁　茯神　木香　甘草

一方有赤芍、秦艽、钩勾。

二妙丸　黄柏　知母

加肉桂，名滋肾丸。

清燥汤 人参　白术　黄芪　当归　生地　黄柏　五味　柴胡　升麻　苍术　麦冬　橘皮　甘草　黄连　神曲　猪苓　茯苓　泽泻

补中益气汤 人参　白术　黄芪　当归　陈皮　甘草　柴胡　升麻

槟榔散 槟榔　木香　茴香　童便

一方去茴香、童便，加独活、防风、秦艽、天麻、牛膝、赤芍、当归、桑枝。

小建中汤 桂枝　芍药　生姜　大枣　饴糖

加黄芪，名黄芪建中汤；去桂枝，加桂心、当归，名当归建中汤。

酸枣仁汤 枣仁　知母　川芎　茯苓　甘草

四生汤 生荷叶　生艾叶　生柏叶　生地黄

十灰散 大蓟　小蓟　柏叶　薄荷　山栀　茜草根　茅草根　丹皮　大黄　棕榈皮

花蕊石散 花蕊石　硫黄

柔脾汤 熟地　黄芪　芍药　甘草

琼玉膏 人参　生地　琥珀　沉香　茯苓　白蜜

香苏散 香附　苏叶　橘皮　甘草

益元散 滑石　甘草

茜草根散 茜草根　黄芩　阿胶　柏叶　生地　甘草

生地黄散 生地　黄芩　阿胶　柏叶

犀角地黄汤 犀角　生地　丹皮　芍药

参归汤　人参　当归

去当归，名独参汤。

泽兰汤　泽兰叶　当归　芍药　甘草

茯苓饮子　半夏　橘皮　茯苓　茯神　沉香　麦冬

朱砂消痰饮　胆星　朱砂　麝香

温胆汤　半夏　橘红　枳实　茯苓　竹茹　甘草
红枣

加人参、熟地、远志、五味、枣仁，去竹茹，名十味
温胆汤。

秘验琥珀丸　琥珀　羚羊角　人参　茯神　远志
甘草

猪心血为丸，金箔为衣。

安神定志汤　茯苓　茯神　朱砂　远志　龙齿　元参
辰砂　石菖蒲　猪胆汁炒枣仁　紫贝齿

千金定志丸　人参　茯苓　朱砂　远志　石菖蒲

平补正心丹　人参　龙齿　茯苓　茯神　远志　枣仁
朱砂　五味　麦冬　天冬　熟地　山药　车前

小半夏汤　半夏　姜汁

加茯苓，名小半夏茯苓汤；去姜汁，加硫黄，名半硫
丸；加猪苓，名猪苓丸；去姜汁，加干姜，名半夏干
姜散。

茯神汤　茯神　茯苓　人参　远志　朱砂　石菖蒲

柏子养心丸　犀角　茯神　枣仁　远志　归身　五味

生地　柏子霜　辰砂　甘草

　　　天王补心丹　人参　生地　五味子　茯苓一用茯神
桔梗　柏子仁　丹参　远志　枣仁　元参　天冬　麦冬
当归

　　　炼蜜为丸，朱砂为衣。一方有菖蒲，无五味；一方有
甘草。

　　　半夏天麻白术汤　半夏　天麻　白术

　　　青州白丸　胆星　半夏　橘皮　杏仁　枳实　黄芩
栝蒌仁　茯苓　姜汁

　　　十枣汤　芫花　甘遂　大戟　大枣

　　　小青龙汤　桂枝　干姜　麻黄　细辛　芍药　甘草
制半夏　五味子

　　　木防己汤　木防己　石膏　桂枝　人参

　　　甘遂半夏汤　甘遂　半夏　芍药　甘草　白蜜

　　　五皮饮　五加皮　地骨皮　大腹皮　茯苓皮　生姜皮
喘满加桑白皮、橘皮，去五加皮、地骨皮。

　　　二陈汤　半夏　橘皮　茯苓　甘草

　　　加白芥子，名芥子二陈汤；加苍白术，名苍白二陈
汤；加木香、砂仁，名香砂二陈汤。

　　　控涎丹　甘遂　大戟　白芥子

　　　外台茯苓饮　人参　白术　枳实　茯苓　橘皮　生姜

　　　竹叶石膏汤　竹叶　石膏　麦冬　人参　半夏　粳米

　　　月华丸　天冬　麦冬　生地　熟地　沙参　阿胶　獭

肝　山药　川贝　菊花　桑叶　茯苓　百部　广三七

清空膏　柴胡　羌活　防风　川芎　黄连　黄芩
甘草

清茶半盏调。

逍遥散　柴胡　薄荷　丹皮　山栀　当归　白术　茯
苓　白芍　甘草

去白术，加香附、郁金、僵蚕，名加减逍遥散。

清震汤　升麻　薄荷　苍术

羌活附子汤　生附子　羌活　麻黄　升麻　防风　苍
术　白芷　黄芪　僵蚕　黄柏　甘草

升麻汤　升麻　麻黄　黄芩　大青　石膏　麦门冬
淡竹叶　苍术

防风散　防风　生南星

为末，童便酒调服。

栝蒌薤白汤　栝蒌　薤白　白酒

加半夏，名栝蒌薤白半夏汤。

瓜瓣汤　瓜瓣　苡仁　桔梗　桑白皮

苇茎汤　苇茎　苡仁　瓜瓣　桃仁

加减疏肝散　柴胡　橘皮　川芎　赤芍　枳壳　香附
郁金

火，加山栀、丹皮、栝蒌、黄芩、黛蛤散；瘀，加当
归尾、红花、桃仁、丹皮；饮，加半夏、茯苓；寒，加肉
桂、吴茱萸；郁怒痛欲厥者，加山栀、栝蒌、石决明，甚

者加桂心、川连。

加减推气散 枳壳　郁金　桂心　刺蒺藜　栝蒌皮　青木香　桔梗　橘皮

沉香降气散 沉香　香附　砂仁　甘草

木香调气饮 木香　丁香　檀香　藿香　砂仁　白蔻仁

平胃散 苍术　川朴　橘皮　甘草

加黄连，名安胃散；加砂仁、藿香，名神术散。

保和汤 香附　川朴　甘草　山查　连翘　广橘皮　莱菔子　麦芽

归脾汤 人参　黄芪　白术　茯神　当归　龙眼肉　酸枣仁　远志　木香　甘草

去黄芪、白术，加香附、合欢花，名加味归脾汤。

化虫丸 芜荑　雷丸　百部　槟榔　雄黄　神曲　木香　橘皮

或加大黄。

葱白酒 橘皮　葵子　葱白

苡仁汤 即千金牡丹皮散　苡仁　桃仁　丹皮　栝蒌仁

去苡仁，加大黄、芒硝，名大黄汤。

牡丹皮散 苡仁　当归　川芎　木香　桃仁　牡丹皮　天麻　白芷　人参　黄芪　官桂　茯苓　甘草

香砂理中汤 香附　砂仁　干姜　甘草　橘皮　半夏

　　加减独活汤　独活　防风　秦艽　桂枝　茯苓　当归
狗脊　威灵仙　牛膝　桑寄生　生姜

　　久病，加官桂；寒甚，加附子。

　　橘核丸　橘核　查炭　香附　川楝子　荔子核　神曲
桃仁　小茴香　乌药　青皮　广木香　赤苓

　　糊丸。加桂枝，名桂枝橘核丸。

　　补阴丸　熟地　丹皮　山药　当归　杜仲　女贞子
枸杞子　龟板　牛膝　茯苓　人参　天冬　黄柏　川断

　　大半夏汤　半夏　人参　蜜水

　　四逆汤　附子　干姜　甘草

　　加茯苓，名茯苓四逆汤；加半夏、粳米、大枣，名附
子粳米汤；倍干姜，名通脉散；加人参，名四逆加参汤。

　　大黄甘草汤　大黄　甘草

　　加芒硝，名调胃承气汤。

　　文蛤散　文蛤末

　　加杏仁、麻黄、桂枝、甘草，名文蛤汤。

　　橘皮竹茹汤　橘皮　竹茹　人参　甘草　生姜　大枣

　　加减通膈散　川贝母　郁金汁蜜水磨　香附汁蜜水磨
沙参　丹参　茯苓　橄榄核汁　荷叶蒂　杵头糠

　　虚，加人参；虫，加胡黄连、芜荑；瘀血，加桃仁、
红花、生韭汁；痰，加橘红、青盐、半夏。

　　防己黄芪汤　防己　黄芪　白术　甘草　茯苓　生姜
大枣

喘，加麻黄；气上冲，加桂枝；下有陈气，加细辛。

越婢汤 麻黄　石膏　甘草　生姜

加白术，名越婢加术汤。

防己茯苓汤 防己　黄芪　肉桂　甘草　茯苓

蒲灰散 滑石　蒲灰

麻附汤 麻黄　附子

加细辛，名麻附细辛汤；加桂枝、甘草，名桂甘麻辛附子汤。

杏子汤 麻黄　甘草　杏仁

加桂枝，名麻黄汤；去杏仁，名甘草麻黄汤。

芪芍桂酒汤 黄芪　芍药　桂枝　苦酒①

枳术汤 枳实　白术

加木香、砂仁，名香砂枳术丸；合三黄汤，名三黄枳术丸。

和中丸 苍术　枳壳　橘皮　神曲　麦芽　五谷虫
制半夏　山查　香附　砂仁　川朴　丹参　茯苓　荷叶

治利散 葛根　苦参　广橘皮　赤芍　麦芽　山查
大腹皮　枳壳　白苓　赤苓　陈松萝茶

升阳除湿汤 柴胡　升麻　羌活　防风　苍术　橘皮
神曲　麦芽　甘草　猪苓　泽泻

胃苓汤 苍术　白术　川朴　官桂　甘草　广橘皮

① 苦酒：即醋。

白茯苓　猪苓　泽泻

　　黄芩汤　黄芩　芍药　甘草　大枣

　　去大枣，名黄芩芍药汤；加半夏、生姜，名黄芩加半夏生姜汤。

　　胃关煎　熟地　山药　白术　甘草　扁豆　干姜
吴萸

　　右归饮　熟地　山药　萸肉　杜仲　杞子　附子
肉桂

　　麻仁丸　杏仁　大黄　山栀　黑芝麻　麻仁汁

　　七宣丸　柴胡　枳实　诃子　木香　桃仁　大黄
甘草

　　厚朴汤　川朴　生姜

　　四顺饮　当归　赤芍　甘草　大黄　生蜜

　　去生蜜，名四顺清凉饮。

　　润肠丸　麻仁　桃仁　大黄　秦艽　羌活　当归尾
皂角仁

　　蜜丸。

　　苁蓉润肠丸　肉苁蓉　麻仁　沉香

　　糊丸。

　　益血润肠丸　肉苁蓉　麻仁　阿胶　当归　熟地黄
广橘红　桃仁　杏仁　枳壳　苏子　荆芥

　　蜜丸。

　　五仁饮　麻仁　杏仁　栝蒌仁　郁李仁　大麦仁

苏子降气汤　苏子　半夏　橘红　前胡　川朴　当归
甘草　肉桂

一方无桂，有沉香。

四磨饮　沉香　乌药　槟榔　人参

已寒丸　肉桂　附子　干姜　良姜　乌药　茴香
芍药

人参固本丸　人参　天冬　麦冬　生地　熟地

通幽汤　生地　熟地　归尾　红花　桃仁　大黄
升麻

脾约丸　大黄　枳实　川朴　杏仁　麻仁

地冬膏　生地　麦冬

加洋参，名生脉散。

木香顺气散　木香　草蔻　苍术　川朴　橘皮　青皮
半夏　当归　柴胡　升麻　益智仁　吴萸　干姜　茯苓
泽泻

猬皮散　刺猬皮　鳖甲　磁石　桂心

香荆散　香附　荆芥

槐花散　槐花　荆芥　柏叶　枳壳

薄荷散　薄荷　荆芥　槐花　丹皮　生地　胡连
甘草

胡黄连犀角散　胡连　犀角　木香　乌梅

清魂散　当归　荆芥

芍药汤　当归　芍药　槟榔　黄芩　生甘草　木香

小川连　大黄　肉桂

　　萆薢饮　萆薢　文蛤　石苇　茯苓　黄柏　石菖蒲
车前子　灯心　莲子

　　假苏散　香附　荆芥　橘皮　麦芽　瞿麦　木通
赤苓

　　四物汤　熟地　当归　川芎　芍药

　　去熟地，加生地，名生地四物汤；去熟地、芍药，名
芎归汤；加阿胶、艾叶，名胶艾汤；去芍药、川芎，加甘
草，名理阴煎；去芍、地，加人参、童便，名加味佛
手散。

　　桃仁煎　桃仁　大黄　朴硝　虻虫

　　去朴硝，名下瘀血汤。

　　牛膝膏　牛膝　归尾　桃仁　生地　赤芍　川芎

　　固脬丸　菟丝子　桑螵蛸　附子　山药　茴香　戎盐

　　菟丝子丸　菟丝子　桑螵蛸　附子　肉苁蓉　鹿茸
五味子　牡蛎　鸡内金

　　一方菟丝子、石莲子、山药、茯苓。

　　千金白薇散　白薇　白芍

　　萆薢分清饮　萆薢　菖蒲　乌药　益智　甘草梢
青盐

　　清心饮　人参　麦冬　五味子　黄芪　黄芩　莲子
地骨皮　茯苓　车前子

　　阿胶散　阿胶　丹皮　丹参　当归　生地黄　麦门冬

山栀　血余

猪肾荠苨①汤　人参　茯神　知母　黄柏　黄芩　石膏　磁石　天花粉　黑豆　猪肾　荠苨

柴胡渗湿汤　柴胡　升麻　羌活　黄柏　归尾　防己　茯苓　龙胆草　五味子　泽泻　甘草

十补汤　熟地　当归　芍药　人参　白术　五味子　酸枣仁　萸肉　山药　黄芪　杜仲　川断　茯苓　远志　石斛　龙骨　牡蛎

安肾丸　桂心　乌头　巴戟　苁蓉　石斛　白蒺藜　补骨脂　萆薢　山药　茯苓

聚精丸　鱼鳔胶　潼蒺藜

远志丸　远志　菖蒲　茯苓　茯神　人参　龙骨　朱砂

去龙骨，加当归、枣仁、琥珀、乳香，名宁志丸。

猪苓丸　猪苓　半夏

藿香正气汤　藿香　苏叶　桔梗　白芷　白术　川朴　半夏　大腹皮　橘皮　茯苓

奔豚丸　桂心　附子　橘核　小茴香　川楝子　木香　茯苓　荔子核　吴茱萸

有热者，去附、桂。

栀子柏皮汤　栀子　柏皮　甘草

---

①　荠苨：桔梗科，沙参属多年生草本植物荠苨的根，性甘寒，能润燥化痰，清热解毒。

茵陈饮　茵陈　栀子　菊花　青皮　泽泻　甘草

茵陈蒿汤　茵陈蒿　栀子　大黄

栀豉汤　豆豉　山栀

加黄连，名栀豉泻心汤；加枳实，名枳实栀豉汤；加大黄、枳实，名栀子大黄汤；加丹参、丹皮、通草、茯苓、郁金，名加味栀豉汤；去豆豉加乌头，名乌头栀子汤。

温胃汤　人参　橘皮　白术　扁豆　当归　干姜
甘草

葛花解酲汤　葛花　砂仁　神曲　青皮　人参　白术
茯苓　白蔻仁　广木香　广橘皮　泽泻

大乌头煎　乌头　蜜

加桂枝，名乌头桂枝汤。

当归生姜羊肉汤　当归　生姜　羊肉

寒多者，倍加生姜；痛多呕者，加橘皮、白术。

二冬汤　天冬　麦冬　花粉　黄芩　知母　人参
甘草

生地八物汤　生地　知母　黄柏　麦冬　黄芩　黄连
丹皮　生花粉汁　生葛根汁　荷叶

玉女煎　熟地　石膏　知母　麦冬　牛膝

三黄汤　黄连　黄芩　大黄

加栀子，名三黄解毒汤；加栀子、香豉、麻黄、石膏、地浆水、葱白，去大黄，名黄连解毒汤，又名三黄石羔①汤。

滚痰丸 礞石 大黄 黄芩 沉香

指迷茯苓丸 风化硝 半夏 茯苓 枳壳

神曲糊丸。

清心汤 黄连 甘草 酸枣仁 远志 茯苓 竹沥 柏子仁 姜汁 石菖蒲

痰壅加半夏、胆星、栝蒌霜、橘红。

生铁落饮 生铁落 石膏 元参 防风 龙齿 茯苓 竹沥

定痫丸 天麻 半夏 茯神 胆星 辰砂 麦冬 橘皮 川贝 菖蒲 远志 僵蚕 琥珀 全蝎 丹参 竹沥 姜汁

柴葛解肌汤 柴胡 葛根 桔梗 白芷 羌活 黄芩 赤芍 甘草

无汗、恶寒，去黄芩；冬日，加麻黄；他时，加苏叶。

大柴胡汤 柴胡 半夏 枳实 大黄 黄芩 赤芍

大承气汤 大黄 芒硝 枳实 川朴

去芒硝，名小承气汤。

葛根芩连汤 葛根 黄芩 黄连 甘草

---

① 石羔：石膏。

桂枝汤　桂枝　芍药　甘草　生姜　大枣

加附子，名桂枝附子汤；加人参，名桂枝人参汤；倍芍药，名桂枝加芍药汤；去芍药，名桂枝甘草汤；加大黄，名桂枝大黄汤；去桂枝，名芍药甘草汤；去桂枝，加附子，名芍甘附子汤。

葛根汤　葛根　芍药　甘草　生姜　大枣

加升麻，名升麻葛根汤。

九味羌活汤　羌活　防风　川芎　白芷　苍术　细辛　生地　黄芩　甘草

海藏白术汤　白术　防风　甘草

十全大补汤　八珍汤加黄芪、肉桂。去川芎，加橘皮、五味、远志，名养营汤。

玉函麻仁丸　麻仁　杏仁　芍药　川朴　大黄　枳实

蜜煎导法　白蜜煎凝如饴，捻作锭子，乘热纳谷道中。

猪胆导法　猪胆汁醋和，灌谷道中。

土瓜根导法　土瓜根汁

黄龙汤　大承气汤加人参、当归、桔梗、甘草。

枳实导滞丸　枳实　大黄　黄连　黄芩　神曲　白术　泽泻

泻心汤　黄连末一字

加大黄，名大黄黄连泻心汤；加大黄、黄芩、附子，名附子泻心汤。

半夏泻心汤　半夏　黄连　黄芩　人参　甘草　干姜　大枣

去人参，名甘草泻心汤；加桂枝，名黄连泻心汤；干姜改生姜，名生姜泻心汤。

大陷胸汤　大黄　芒硝　甘遂

加葶苈、杏仁，蜜丸，名大陷胸丸。

小陷胸汤　半夏　黄连　栝蒌

白散　桔梗　贝母　巴豆霜

抵当丸　水蛭　虻虫　桃仁　大黄

见睍丸　附子　水蛭　桃仁　大黄　槟榔　紫石英　鬼箭羽　木香　泽泻　血竭　京三棱　延胡　肉桂

葱白香豉汤　葱白　豆豉　生姜

去生姜，名葱豉散。

芎苏散　川芎　苏叶　柴胡　葛根　桔梗　枳壳　橘皮　半夏　茯苓　甘草

清暑十全散　香薷　藿香　苏叶　扁豆　橘皮　白术　厚朴　木瓜　甘草　茯苓

双解散　麻黄　荆芥　薄荷　桔梗　川芎　防风　当归　芍药　白术　山栀　连翘　黄芩　石膏　甘草　大黄　芒硝

普济消毒饮　牛子　薄荷　柴胡　升麻　桔梗　橘红　连翘　板蓝根　黄连　黄芩　元参　马勃　僵蚕　甘草

生犀散　生犀末　地骨皮　干葛根　赤芍　柴胡

甘草

清热解毒汤 石膏　知母　黄连　黄芩　人参　芍药
甘草　葛根　升麻　羌活　生姜

人中黄丸 人中黄　大黄　滑石　黄连　黄芩　人参
苍术　香附　桔梗　防风

神曲糊丸。

苍白术汤 苍术　白术

人中黄散 人中黄　雄黄　辰砂

来复丹 硫黄　硝石　青皮　橘皮　元精石　五灵脂
醋丸。

如圣散 羌活　防风　白芷　柴胡　川芎　当归　芍
药　乌药　半夏　黄芩　竹茹　甘草　姜汁

有汗，加白术、桂枝；无汗，加苍术。

参苓白术汤 人参　山药　扁豆　莲肉　白术　甘草
砂仁　桔梗　苡仁　茯苓

神术汤 苍术　细辛　藁本　白芷　羌活　川芎　甘
草　葱白　生姜

达原饮 羌活　升麻　葛根　石膏　知母　生地　黄
芩　芍药　人参　生姜

甘桔汤 甘草　桔梗

加牛蒡子、荆芥、薄荷、贝母，名加味甘桔汤。

紫菀汤 紫菀　人参　阿胶　麦冬　川贝　茯苓
甘草

紫菀膏　紫菀　款冬　桑白皮　杏仁　木通　大黄
枇杷叶　童便

左金丸　川连　吴萸

栀子汤　栀子　茅根　甘草　冬葵子

猪苓汤　猪苓　泽泻　滑石　阿胶

附子汤　附子　桂心　白术　川芎　独活

吴茱萸汤　吴萸　人参　生姜

逍遥汤　人参　生地　知母　滑石　甘草　犀角　川
连　竹茹　韭菜根。

烧裈散　裈裆烧灰

桂枝龙骨牡蛎汤　桂枝汤加龙骨、牡蛎。去芍药，名
桂甘龙骨牡蛎汤；加蜀漆，名救逆汤。

代抵当汤　大黄　芒硝　桃仁　甲片　生地　当归尾
桂心　蓬莪术

血在上，加白芥子。

各半汤　麻黄汤、桂枝汤各半剂

代赭旋覆汤　代赭石　旋覆花　半夏　人参　甘草

桂苓汤　桂心　茯苓

橘皮半夏汤　橘皮　半夏

加干姜，名橘皮干姜汤。

羌活附子散　羌活　附子　干姜　木香　茴香　青盐

黑锡丹　黑锡　硫黄　附子　桂心　豆蔻　金铃子
胡芦巴　木香　沉香　茴香　补骨脂　阳起石

霹雳散 附子 腊茶

犀角元参汤 犀角 元参 黄芩 射干 人参 升麻

麻黄连翘赤小豆汤 麻黄 连翘 赤小豆 杏仁 生梓白皮 甘草 生姜

调中汤 苍术 制半夏 广橘皮 砂仁 枳壳 白芍 藿香 麻黄 桂枝 羌活 白芷 川芎 桔梗 生姜

黄连阿胶汤 黄连 阿胶 黄芩 芍药 鸡子黄

白头翁汤 白头翁 川连 黄柏 秦皮

桃花汤 赤石脂 干姜 粳米

乌梅丸 乌梅 小川连 黄柏 熟附子 细辛 川椒 黑姜 桂枝 人参 当归 苦酒

甘草粉蜜汤 甘草 白蜜

去蜜，加干姜，名甘草干姜汤。

备急丸 巴豆 干姜 大黄

大建中汤 人参 白术 茯苓 甘草 当归 肉苁蓉 麦冬 川芎 芍药 熟地 附子 肉桂 黄芪 半夏

柴胡龙骨牡蛎汤 柴胡 龙骨 牡蛎 人参 制半夏 桂枝 干姜 铅丹 大黄 茯苓

浆水散 附子 肉桂 干姜 良姜 半夏 甘草 浆水

金匮赤小豆当归散 赤小豆 当归 浆水

百合地黄汤 百合 生地汁

麦门冬汤 麦冬 天冬 桑白皮 紫菀 桔梗 生地

五味　川贝母　甘草　竹叶

知母麻黄汤　知母　麻黄

连翘败毒散　连翘　红花　升麻　羌活　甲片　柴胡
前胡　当归尾　防风　荆芥　川芎　牛子　甘草　金汁

牡蛎泽泻散　牡蛎　泽泻　栝蒌根　蜀漆　葶苈　海
藻　商陆根

柏子仁丸　柏子仁　牛膝　卷柏　泽兰　川断　熟地

乌贼骨丸　乌贼骨　茵茹　雀卵　鲍鱼汁

唐氏乌鸡丸　人参　熟地　生地　青蒿　丹皮　当归
川芎　麦冬　芍药　白术　杞子　酸枣仁　鳖甲　甘草
地骨皮　茯苓　香附　乌鸡　童便

秘方乌鸡煎丸　人参　熟地　生地　当归　芍药　川
芎　知母　丹皮　黄连　鳖甲　川贝　茯苓　秦艽　柴胡
牛膝　延胡　黄芪　白术　乌鸡　地骨皮　四制香附

劫劳散　人参　黄芪　当归　白芍　熟地　制半夏
五味子　阿胶　甘草　茯苓

归神汤　人参　白术　茯苓　甘草　橘皮　羚羊角
龙眼肉　枣仁　珀屑　当归

温经汤　人参　甘草　当归　川芎　芍药　怀牛膝
蓬莪术　丹皮　桂心

芍药散　白术　延胡　香附　桂心　芍药

琥珀丸　琥珀　朱砂　沉香　阿胶　当归　肉苁蓉
五味子　人参　熟地　川芎　川续断　木香　怀牛膝　石

斛　没药　附子　肉桂

加减益母汤　砂仁拌熟地　当归　白芍　茺蔚子　四制香附　丹参　白术　橘红　杜仲

热加丹皮、山栀，生地换熟地；寒加炙艾叶、炒肉桂、怀牛膝。

防风黄芩丸　防风　黄芩

安胎饮　当归　杜仲　川断　酒炒白芍　茯苓　白术　阿胶　生首乌　炙甘草　艾叶　红丝棉灰

当归泽兰汤　酒炒赤芍　酒炒延胡　泽兰　炒桃仁制香附　红花炒当归　砂仁拌熟地

紫苏饮　紫苏叶　川芎　芍药　当归　人参　广橘皮葱白　大腹皮

感冒，加香豉；胎动，加白术；肥盛气滞，加半夏、川朴。

淡竹叶汤　黄芩　麦冬　茯苓　淡竹叶

茯苓升麻汤　茯苓　升麻　当归　苎根　川芎

黑神散　黑豆　当归　芍药　生地　蒲黄　甘草　干姜　桂心

童便、酒调服。

雄黄丸　雄黄　鬼箭羽　延胡索　川芎　半夏　丹砂麝香

归芎汤　川芎　当归　熟地　白芍　延胡　桃仁　红花　香附　青皮　丹皮　泽兰

失笑丸　五灵脂　蒲黄　砂糖

归姜饮　当归　黑姜　枣仁

加减七珍汤　人参　菖蒲　生地　川芎　防风　薄荷
黄芪　辰砂炒远志

二味参苏饮　人参　苏叶

桃仁汤　桃仁　当归　牛膝　泽泻　苏木

栝楼散　栝蒌　明乳香

香附饼　香附末

葱酒调作饼，罨①之。

九味龙荟丸　芦荟　芜荑　当归　丹皮　橘皮　茯苓
甘草　龙胆草　胡黄连

龙胆泻肝汤　山栀　黄芩　木通　泽泻　生地　甘草
龙胆草　车前子

蟾蜍散　蟾蜍　明雄黄　全蝎　蜈蚣　藤黄　川乌
生甲片　草乌　乳香　没药　麝香　冰片

阿魏散　阿魏　土朱②　血竭

八将散　雄黄　蜈蚣　全蝎　角针　乳香　生甲片
五棓子③　麝香　冰片

洪宝丹　大黄　白芷　姜黄　黄柏　甘草　芙蓉叶
天花粉　苍术　南星　陈皮　冰片

---

① 罨（yǎn 眼）：敷。
② 土朱：代赭石。
③ 五棓子：即五倍子。

青宝丹　大黄　白芷　姜黄　黄柏　甘草　天花粉　广橘皮　白及　青黛　丹皮　僵蚕　冰片

消毒丹　雄黄　血竭　麝香　冰片

乌龙丹　文蛤　小粉①炒黑　牙皂　白及　毛菇　生半夏　天南星　大黄　草乌　川芎

如意散　大黄　青皮　天南星　姜黄　白芷　毛菇　天花粉　白及　血竭　厚朴　甘草　小粉　川芎

麝香散　麝香　冰片　川连　西黄

万灵丹　茅术　防风　羌活　明天麻　全蝎　川乌　明雄黄　草乌　石斛　细辛　甘草　当归　川芎　麻黄

梅花点舌丹　白梅花瓣阴干　珍珠　沉香　西黄　冰片　明雄黄　月石　蟾蜍　熊胆　朱砂　葶苈　明乳香　没药　当门子②　硼砂　血竭

　　蟾蜍、熊胆为丸，金箔为衣。一方无珍珠、月石、血竭、熊胆、葶苈，有轻粉、蜗牛、胆矾、铜绿。

芎芷散　川芎　白芷　紫苏叶　赤芍药　橘皮　僵蚕　甲片　乳香　荆芥　香附　秦艽　葱白

　　热甚，加连翘、天花粉。

加味败毒散　羌活　独活　前胡　柴胡　桔梗　枳壳　茯苓　生甘草　川芎　当归　苍术

去腐丹　黄升六分　熟石膏四分　冰片

　① 小粉：见《本草纲目》，即小麦粉。
　② 当门子：麝香囊中颗粒状的麝香仁习称"当门子"。

九转丹　红升七分　熟石膏三分　冰片

呼脓散　僵蚕　白芷　雄黄　血竭　冰片

虾蟆膏　麻油　全蝎　甲片　阿魏　血竭　东丹　槐枝　柳枝　大虾蟆

元珠膏　柳枝　斑猫　草乌　驴甲片　麝香　麻油巴豆霜　木别子^①肉

黑虎丹　西黄　梅片　公丁香　当门子　蜘蛛　蜈蚣全蝎　甲片　僵蚕　磁石　连珠

一方有母丁香。

透脓散　生黄芪　角针　白芷　川芎　僵蚕　当归甘草节　赤芍　桑枝

蒺藜汤　白蒺藜　蔓荆子　草决明　菊花　生甘草青葙子　连翘

蝉花无比散　蝉蜕　菊花　栀子　黄芩　甘草　木贼防风　谷精草　草决明　密蒙花　荆芥　蔓荆子　白蒺藜

明目地黄丸　生地　熟地　牛膝　石斛　枳壳　杏仁杞子

益气聪明汤　人参　黄芪　白术　升麻　白芍　当归橘皮　蔓荆子　柴胡　炙甘草

天然水　洁净开水

珍珠散　珍珠　玛瑙　琥珀　珊瑚　熊胆　明乳香

---

①　木别子：木鳖子。

炉甘石　龙脑　麝香　瓜竭①　朱砂　黄连　没药　硼砂

黄柏散　黄柏末　青黛粉　石膏末

川芎茶调散　川芎　荆芥　白芷　桔梗　川贝母　陈松萝茶　甘草　黑山栀　黄芩

白矾散　白矾煅枯　硇砂

细辛瓜蒂木笔②散　细辛　瓜蒂　辛夷

红棉散　胭脂灰　白矾末

解毒雄黄汤　雄黄　郁金　巴豆

冰硼散　元明粉　月石　川连　冰片

白金丸　白矾　郁金

搐鼻散　细辛　皂角　生白附

太乙紫金锭　山茨菇　五倍子　大戟　麝香　千金子劈砂③　雄黄

一方加山豆根。

冰片散　冰片　硼砂　朱砂　西黄　青黛　芒硝薄荷

加减清金汤　薄荷　栀子　黄芩　桔梗　马勃　杏仁竹叶　牛蒡子　栝蒌皮　土贝母

紫雪散　羚羊角　犀角　寒水石　石膏　元参　升麻木香　沉香

---

① 瓜竭：血竭。
② 木笔：辛夷。
③ 劈砂：朱砂。

硝盐汤　食盐　芒硝

午后年干漱口方　午后汁即白马粪　万年干即粪碱

同气散　五谷虫　人中白　黄连　薄荷　青黛　细辛
硼砂　冰片

清胃散　升麻　生地　黄连　连翘　丹皮　元参　酒
炒黄芩　射干　黛蛤散

热毒重者，加犀角。

消瘰丸　海藻　贝母　元参　牡蛎

炼蜜为丸。

普救万全膏　藿香　白芷　贝母　木香　白芨　川断
川芎　莱菔子　乌药　丁香　大枫子　生地　白及　僵蚕
甘草　高良姜　细辛　檀香　蓖麻子　秦艽　蜂房　防风
蛇蜕　威灵仙　苦参　肉桂　白鲜皮　蝉蜕　丹皮　羌活
麻油　骨碎补　桂枝　全蝎　两头尖①　赤芍　元参　荆
芥　红花　紫荆皮　南星　鳖甲　花百头　苏木　枳壳
独活　松香　百草霜　连翘　杏仁　当归尾　山栀　苍术
艾绒　藁本　青枫藤　蜈蚣　川乌　生大黄　草乌　牙皂
黄芩　麻黄　怀牛膝　槐枝　桃枝　制半夏　桑枝　柳枝
练枝②　楮枝　榆枝　广丹　男人血余

柴胡清解汤　柴胡　荆芥　薄荷　防风　僵蚕　生地

①　两头尖：毛茛科植物多被银莲花的干燥根茎。味辛性热，可祛风湿，
消痈肿。

②　练枝：楝枝。

赤芍　牛蒡子　黄芩　连翘　山栀　甘草

和荣散坚丸　川芎　当归　白芍　茯苓　陈皮　香附　甘草　夏枯草　黛蛤散　昆布　贝母　郁金　僵蚕　海藻

败毒散　荆芥　防风　僵蚕　川芎　芍药　当归　甘草　枳壳　甲片

乌金膏　巴豆霜新瓦上炒黑。

紫霞膏　轻粉　巴豆　白及　樟脑　白砒　蓖麻仁　螺蛳肉

忍冬汤　金银花　生甘草

一方加黑料豆、土茯苓。

活络流气饮　麻黄　羌活　独活　苍术　枳壳　槟榔　乌药　怀牛膝　焦山查　木瓜　黄柏　干姜　生附子　甘草　生姜　黑料豆

甘露饮　天冬　枳壳　生地　熟地　茵陈　麦门冬　枇杷叶　黄芩　石膏

桔梗汤　桔梗　贝母　当归　枳壳　苡仁　栝蒌仁　桑白皮　杏仁　百合　生黄芪　西瓜子　甘草节

赤豆苡仁汤　赤小豆　苡仁　防己　甘草

固肾内托散　萸肉　人参　白术　茯苓　当归　杜仲　甲片　生黄芪　砂仁炒熟地　附子　肉桂

桂附地黄丸　五味子　白芍　萸肉　附子　肉桂　茯苓　牡蛎粉炒熟地

藏连丸　川连　槐米　枳壳　防风　甘草　陈仓米
猪大肠　槐角　香附　牙皂　木香

胡连追毒丸　胡黄连　刺猬皮　麝香

陈米烂饭为丸。

牛黄化毒丹　西牛黄　连珠　贝母　绿豆　人中黄
元明粉　琥珀　青黛

夹纸膏　炉甘石　白占①　龙骨　石膏　紫草　合欢
花　血竭　乳香　铜绿　儿茶　冰片　东丹　菜油

清凉散　熟石膏　黄柏　川连　大黄　冰片

清阳散　月石　朱砂　冰片

拔疔散　斑毛②　蟾蜍　全蝎　蜈蚣　赤芍药　血竭
明乳香　没药　麝香　冰片

地丁汤　地丁草　鲜菊花　连翘　山栀　黄芩　黄连
竹叶　金银花　人中黄

便闭加栝蒌仁、大黄。

百部汤　百部　黄柏　当归　荆芥　苦参　地肤子
白鲜皮　蝉蜕　豨莶　生地

加味三妙汤　黄柏　苍术　牛膝　萆薢　防己　归尾
龟板

一方黄柏、苍术、橘皮、芍药、甘草、威灵仙。

清中汤　黄连　山栀　香附　橘皮　延胡　金铃子。

---

① 白占：蜂蜡。
② 斑毛：斑蝥。

越鞠丸 香附　苍术　抚芎　神曲　栀子

糊丸。湿郁，加茯苓、白芷；火郁，加青黛；痰郁，加南星、半夏、栝蒌、浮石；血郁，加桃仁、红花；气郁，加木香、槟榔；食郁，加麦芽、山查、砂仁；挟寒，加吴茱萸。

四逆散 柴胡　甘草　枳实　芍药

升阳益胃汤 补中益气汤去升麻、当归，加羌活、独活、白芍、防风、半夏、茯苓、泽泻、黄连、生姜、大枣。

冲和养胃汤 补中益气汤加羌活、防风、黄连、芍药、五味子、生姜。

扁鹊丁香散 丁香　柿蒂　炙草　干姜

保产无忧汤 当归　川芎　白芍　荆芥　羌活　枳壳
川朴　菟丝子　黄芪　艾叶　川贝　甘草

华佗顺生丹 朱砂　乳香　当归　川芎

猪心血为丸。

顺生丹 朱砂　乳香　丁香　麝香

益母草熬膏为丸。

催生神效散 百草霜　白芷

童便米醋和如膏。

加味归芎汤 当归　川芎　自败龟板　妇人血余

牛膝散 牛膝　当归　川芎　蒲黄　丹皮　桂心

二香散 砂仁　木香　黑姜　广橘皮　藿香　炙甘草

香附　生姜

　　疯癣方　土槿皮　白鲜皮　白芷　白及　苦参　槟榔
榆面　海桐皮　百药尖　吴萸　生南星　硫黄　雄黄　樟
冰　红砒　木别子

校注后记

  《医悟》，为综合性医著，十二卷，清代马冠群撰，刊印于清光绪十九年（1893）。2010年，该书列入国家财政部、国家中医药管理局"中医药古籍保护与利用能力建设项目"整理书目，由陕西项目组承担整理研究工作。

一、马冠群其人

  马冠群，字良伯，江苏孟河（今武进县孟河镇）人。生卒不详，道光年间修纂的《武进阳湖县志》、光绪年间修纂的《武进阳湖县志》，均不见对马冠群的记载。马氏出生于医学世家，为马培之之侄，家学相承，天资岐嶷，于内外诸科咸能精通贯彻，曾于道光至光绪年间去无锡、上海等地悬壶，为孟河派名医。古今地志大多出自官修，私撰地志也大都出自当地史地专家之手，医家著地志甚为少见，而晚清医家马冠群博览古今，深谙史地，却独创地志多种，影响深远。

二、《医悟》其书

  马冠群精通脉理，著有医学著述多种。其中代表著作有《医悟》十二卷，另有《伤寒集注》《伤寒类编》各九卷及《马氏脉诀》等。

  马氏博识多能，在地志方面，著有《中外舆地汇钞》系列地志，包括《吉林地略》《顺天地略》《直隶地略》

《山西地略》《蒙古地略》《奉天地略》《黑龙江地略》《察哈尔地略》《台湾地略》等，刊于清光绪二十年（1894）。

《医悟》于光绪己卯（1879）庚辰（1880）间属稿，后马氏每有所得，辄复删改，凡五六易，草创始成。全书征引荟萃《内》《难》《伤寒》《金匮》《千金》《外台》以及《准绳》《医通》诸书，又旁及陶华、薛己、张璐、王肯堂等诸家之言，集前人之精义而成，言皆有据，并无一字杜撰。然于历来沿袭之讹伪，马氏皆能引据凿凿辨正，并归于平正允达。

《医悟》传世版本有光绪十九年癸巳（1893）本及光绪二十三年丁酉（1897）寄庑本二种，均为活字本。

书凡十二卷，全书首论四诊之法，卷一卷二论脉法，列脉法韵语，提脉法大纲，次分子目，次述病脉，一望了然。卷三论色诊、舌苔，援引《内经》及仲景之言，指示大略。舌苔先述杂证大略，继以伤寒八舌，论辨详审，且多所心识。马氏将粉苔独立一门，指为热象，以与白苔主寒相鉴别，病机主秽浊内蕴化热之说，治用清凉泄热或苦寒攻下，尤为慧眼卓识。卷四卷五论杂证，参酌古今，务以中病为是，又皆历验有效，不尚空谈，务求实际。并就中风、虚劳二证古今之歧异疑误处，辨析颇为精肯。卷六至卷九论伤寒，而釐分为伤寒总论、伤寒类伤寒辨、伤寒六经见症及伤寒兼症四目，一准王肯堂六经证兼证，条分缕析，甚为详明。且辨脏腑、辨湿热夹阴诸条，定讹正伪，不乏精见，足补前人所未备。卷十论妇科诸证，首重经带胎产，其余受病则与男子同，亦宗王肯堂《证治准绳》。或有沿袭未正处，亦详加辨论。卷十一论外科证治，虽名目极繁，然扼要只在辨其阴阳虚实逆顺。并以辨阴阳虚实逆顺为纲，列为《痈疽提要》一篇而予以专论。卷十二为集方，共列历验有效方剂357首，各方慎为抉择，如病与方相符，用之必不偾事。或与古方有歧异者，乃马氏平时以己意参订，屡经效果，实胜原本，并非妄行乱改。其中外科诸方，半出家传及自制，尤非时行方书所可拟，故"家传真诀，不敢自秘"，足可珍贵。

《医悟》行文显近，择义简约，不艰深，不冗蔓，为初学者所易取，亦为名家所不废。马冠群推崇《内经》及仲景，出入百家，博采兼收，赅括众说，但不执己见，不守一家，注重从实际出发，《医悟》实为马氏"试而后言"之临床心得，皆其试有效验者所集。其治法力求平正，用药谨严稳妥，以中病为是。如论中风不宜辄议温补，见虚劳不可辄言滋养，强调惟有辨证审因，并结合病体之虚实，才不至于偾事误人。

总之，《医悟》旨在"为古圣昔贤曲宣其奥旨，为后来学者指示其迷津"，既提纲挈领地阐述了各科证治精要，又订正了前人的错误，因而该书具有一定的临床价值和学术价值，值得深入研读。

总 书 目

I

本　草

药征

药鉴

药镜

本草汇

本草便

法古录

食品集

上医本草

山居本草

长沙药解

本经经释

本经疏证

本草分经

本草正义

本草汇笺

本草汇纂

本草发明

本草发挥

本草约言

本草求原

本草明览

本草详节

本草洞诠

本草真诠

本草通玄

本草集要

本草辑要

本草纂要

识病捷法

药性提要

药征续编

药性纂要

药品化义

药理近考

食物本草

食鉴本草

炮炙全书

分类草药性

本经序疏要

本经续疏证

本草经解要

青囊药性赋

分部本草妙用

本草二十四品

本草经疏辑要

本草乘雅半偈

生草药性备要

芷园臆草题药

类经证治本草

神农本草经赞

神农本经会通

神农本经校注

药性分类主治

艺林汇考饮食篇

本草纲目易知录

汤液本草经雅正

新刊药性要略大全

IV

素仙简要

慎斋遗书

折肱漫录

济众新编

丹溪心法附余

方氏脉症正宗

世医通变要法

医林绳墨大全

医林纂要探源

普济内外全书

医方一盘珠全集

医林口谱六治秘书

温　病

伤暑论

温证指归

瘟疫发源

医寄伏阴论

温热论笺正

温热病指南集

寒瘟条辨摘要

内　科

医镜

内科摘录

证因通考

解围元薮

燥气总论

医法征验录

医略十三篇

琅嬛青囊要

医林类证集要

林氏活人录汇编

罗太无口授三法

芷园素社痎疟论疏

女　科

广生编

仁寿镜

树蕙编

女科指掌

女科撮要

广嗣全诀

广嗣要语

广嗣须知

孕育玄机

妇科玉尺

妇科百辨

妇科良方

妇科备考

妇科宝案

妇科指归

求嗣指源

坤元是保

坤中之要

祈嗣真诠

种子心法

济阴近编

济阴宝筏

秘传女科

儿　科

外　科

伤　科

眼　科

养性轩临证医案　　　　医学集成（傅滋）

养新堂医论读本　　　　医学辩害

祝茹穹先生医印　　　　医经允中

谦益斋外科医案　　　　医钞类编

太医局诸科程文格　　　证治合参

古今医家经论汇编　　　宝命真诠

莲斋医意立斋案疏　　　活人心法（刘以仁）

　　　　　　　　　　　家藏蒙筌

医　史

医学读书志　　　　　　心印绀珠经

医学读书附志　　　　　雪潭居医约

　　　　　　　　　　　嵩厓尊生书

综　合

　　　　　　　　　　　医书汇参辑成

元汇医镜　　　　　　　罗氏会约医镜

平法寓言　　　　　　　罗浩医书二种

寿芝医略　　　　　　　景岳全书发挥

杏苑生春　　　　　　　寿身小补家藏

医林正印　　　　　　　胡文焕医书三种

医法青篇　　　　　　　铁如意轩医书四种

医学五则　　　　　　　脉药联珠药性食物考

医学汇函　　　　　　　汉阳叶氏丛刻医集二种

医学集成（刘仕廉）